Intestinal Immunity

腸道先顧好 免疫力自然好

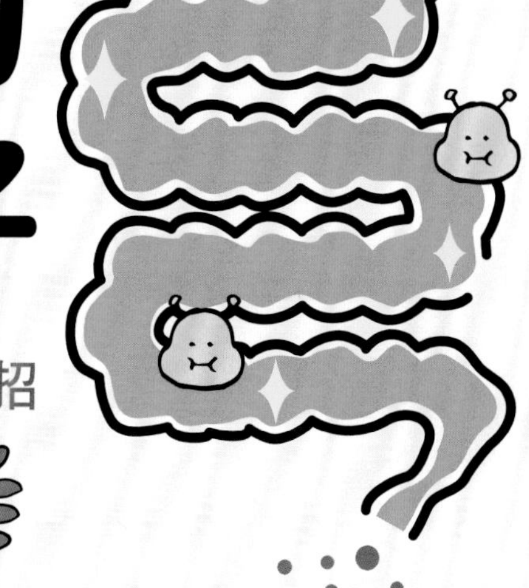

日本醫學博士養腸20招
讓你身心都健康

醫學博士　江田診所院長
日本消化道疾病學會專科醫師 **江田証**／著
徐瑜芳／譯

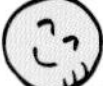

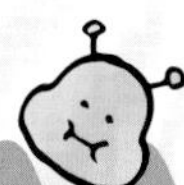

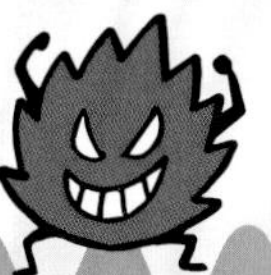

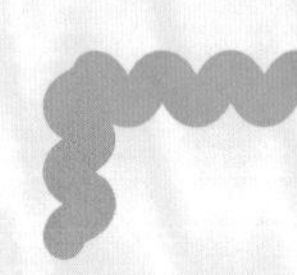

前言

近年來，我們得知「腸道」對身體的影響是遍及全身的。因為腸道和全身的器官相連，進而相互影響。

也就是說，了解腸道、整頓腸道和全身的健康有關，是維持健康長壽所必須面對的重要課題。

其實，日本人之中，因為腸道問題而感到困擾的人占了很高的比例，其中約有14％以上都有腸胃不適的問題。

許多日本人都有腸道問題的困擾，你並不孤單。

「便祕好痛苦……」、「一直拉肚子……」、「肚子脹脹的……」

對於那些因為腸道問題而煩惱的人來說，最重要的就是「優質的資訊」。

不要只是獨自煩惱，可以和醫生或是患有相同疾病的患者討論、閱讀書籍，用自己的方式獲取知識，開啟解決之道。

覺得煩惱的時候，請務必翻開本書看看。

新的知識和資訊就像可以照亮暗處的光，不妨透過快樂學習打開新世界的大門。

希望本書之於你，如同在廣闊大海航行時的「航海圖」；在夜間行進時可靠的「火炬」。

醫學知識也是屬於你的。

新發現的腸道知識，如果只有醫生及研究人員知道就沒有意義了。本書的定位是家中的「腸道教科書」，當這些實用的最新知識能在一般大眾之間廣為流傳，並成為親子、祖孫之間茶餘飯後的話題時，腸道的研究結果才會成為我們貨真價實的財產。

透過整頓腸道，一直以來原因不明的身體不適都能迎刃而解。

此外，沒有腸道不適和疾病症狀的人，也能藉由重整腸內環境預防各種疾病，如失智症、帕金森氏症等腦部疾病，動脈硬化等血管疾病，還有肝癌、大腸癌等等，在「未病」的階段防範於未然。

雖然現在一般大眾對於「腸道」的關心程度有逐漸提升，但其實腸道一直以來都是個「充滿謎團的器官」。一直到最近，因為醫療技術的進步才得以一探「未知的腸道世界」。現在，相關研究結果也是日新月異。被醫生診斷「沒什麼問題」，卻還是感到腸胃不適的人也不用擔心，現在已經出現了更好、更新的解決方法。

這些「最新的腸道相關正確知識，都用淺顯易懂的方式彙整在本書中」了。

腸道不只是負責消化、吸收而已，就像上述內容所說的，它和整個身體息息相關。腸道的功能十分廣泛，學習相關知識可以維持身體健康，內化成為一生受用的寶物。而且關於腸道，意外地還有許多不為人知的事實，熱愛學習的你一定能藉此感受到「認識新世界的喜悅」。

請各位務必將最新的腸道教科書「安裝」在你的腸道之中。就像在網路上「點閱」一樣，展開新世界吧！

醫學博士　江田診所院長　江田証

腸道是外界

各位聽到「腸道」的時候，腦中會想到什麼呢？我想，最先出現的應該是「食物的消化、吸收」吧。

到目前為止，確實是如此……。

其實，一直到最近為止，腸道都還是個充滿謎團的器官。以前不僅無法透過內視鏡觀察小腸深處，腸內細菌的DNA分析方法也不像↘

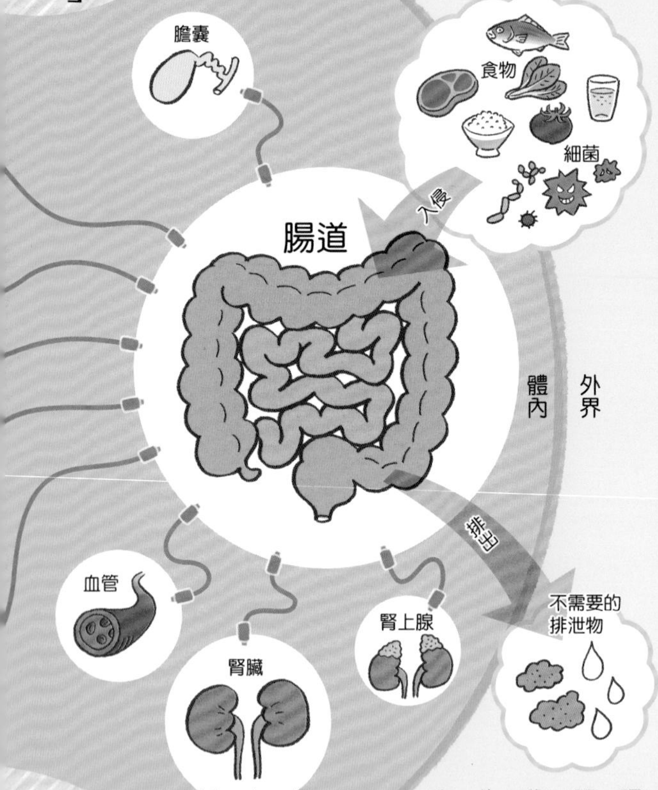

現在這麼進步。如今，因為醫療器材及檢驗技術的進步，這些都已成為可能，並且開發了許多從前未知的領域。

人體全身的免疫細胞約有6成都存在於腸道內，而且腸內還有約1億個神經細胞，腸道甚至擁有自我判斷的機能，可以說是人的「第二大腦」。腸內細菌會透過這個網絡對身體的

和體內聯繫的「網路交換器」！

各個器官造成影響，甚至連大腦都有可能間接地受到控制。

為什麼腸道會具有上述這些機能呢？因為從外界進入人體的各種東西，必須先在腸道內部進行初步處理。換句話說，腸道是屬於身體裡的外在空間，它將從外界取得的東西輸送到體內的每一個地方，所以扮演了非常重要的角色。若要比喻的話，腸道就像搭載了超高效能運算處理器的「網路交換器」。如果說，健康的身體就從腸道開始，一點也不為過。

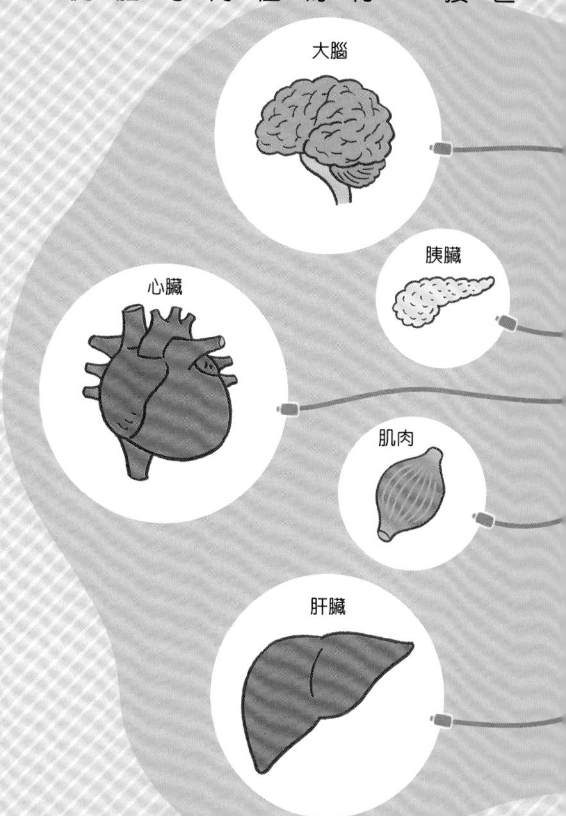

大腦
胰臟
心臟
肌肉
肝臟

心理和生理的所有問題，

心理問題會對身體造成影響，就像古人說的「病由心生」。那麼，各位知道身體出問題的話也會反過來影響心理嗎？

例如因為身體不適而造成「憂鬱」、「焦躁」、「無精打采」等心理問題的例子並不少見。或許可以這樣說，↘

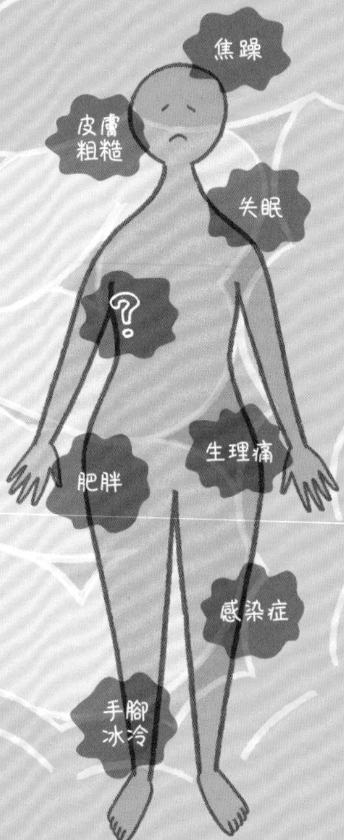

幾乎很少案例是和腸道無關的。

就像先前所說的，腸道是和體內各個器官相連的網絡。特別是大腦，它會透過迷走神經與腸道相連，構成雙向的「腦腸軸線」關係。例如，只要一緊張就會肚子痛便是其中一個例子。而根據報告數據顯示，「憂鬱症」患者多有便祕及腹瀉等問題，此外，還有研究指出腸內細菌產生的有害物質會侵害大腦，造成失智症。換句話說，腸內環境惡化會影響大腦，有時還會引起心理方面的問題。

當然，不只是心理方面而已，身體的不適症狀與疾病都和我們的腸道有著密切的關係。腸道內的壞菌增加不僅會造成各種癌症，還會導致過敏、皮膚粗糙、肥胖等等。如果說，心理和生理的所有問題都來自於腸道，一點都不為過。

如果想要達到身心健康的狀態，相信從腸道開始著手會是個有效的方法。

都來自於「腸道」！

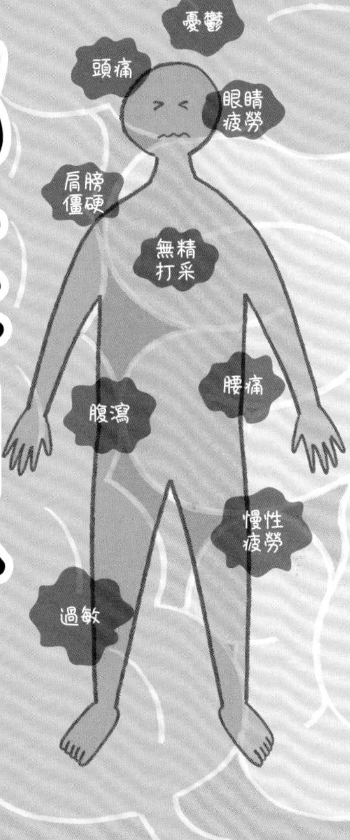

憂鬱
頭痛
眼睛疲勞
肩膀僵硬
無精打采
腰痛
腹瀉
慢性疲勞
過敏

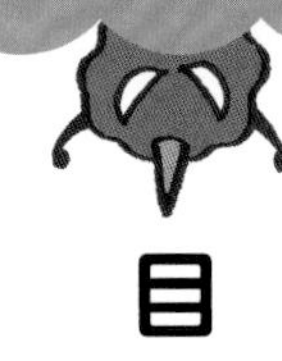

目錄

第2章
意外的真相！身體不適與腸道的影響

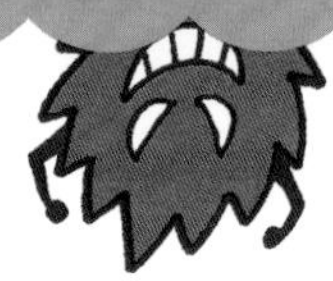

第3章 用飲食改善！讓腸道活化的飲食生活

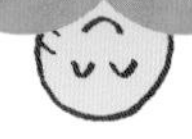

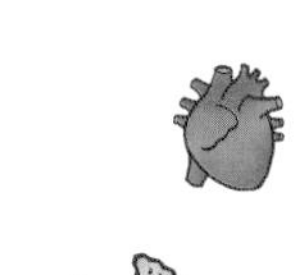

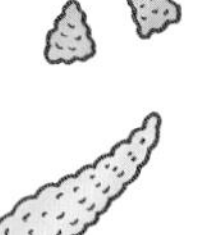

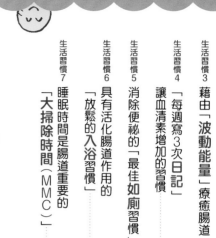

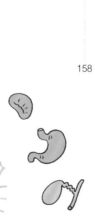

第1章

驚人的知識！腸道的構造及功能

基礎知識

1 腸的寬廣度堪比「網球場」！不可不知的腸道構造

腸道的基本構造可大略分為小腸及大腸兩個部分。小腸包含十二指腸、空腸、迴腸；大腸則包含盲腸、結腸（升結腸、橫結腸、降結腸、乙狀結腸）及直腸。

由胃的出口（幽門）開始有十二指腸，接下來的小腸五分之二為空腸，其餘五分之三則稱為迴腸（P16）。雖然空腸和迴腸之間並沒有明確的界線，但空腸會稍微粗一點，而迴腸則是較細。空腸及迴腸內部皆有絨毛（P17）狀突起物，將這些絨毛放大來看的話，可以看見上面布滿了更細小且突起的微絨毛。從飲食獲得的營養素主要都是在小腸被吸收。

腹部右下方的小腸出口（迴盲瓣）為大腸的起點，接著依序由盲腸、結腸、直腸一直連接到肛門（P18）。從平均數據看來，日本人的小腸長度約為6~8公尺，大腸約為1・5公尺，內部的總面積包含絨毛表面積約有32平方公尺，相當於一個網球場的大小。

腸道的長度大約是身高的5倍，再加上寬廣的表面積，可以讓營養素的消化、吸收效率更好。

腸道的構造

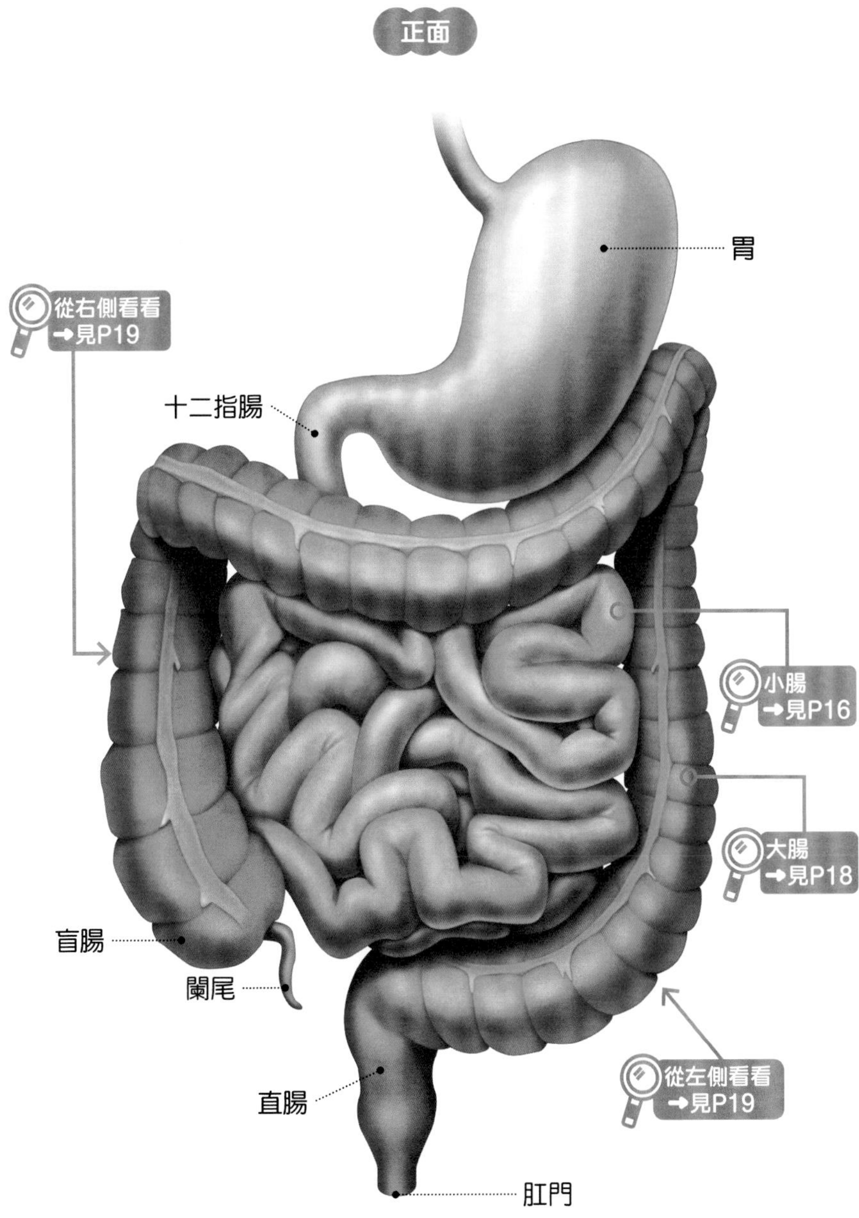
正面
胃
從右側看看
➜見P19
十二指腸
小腸
➜見P16
大腸
➜見P18
盲腸
闌尾
直腸
從左側看看
➜見P19
肛門

小腸的構造

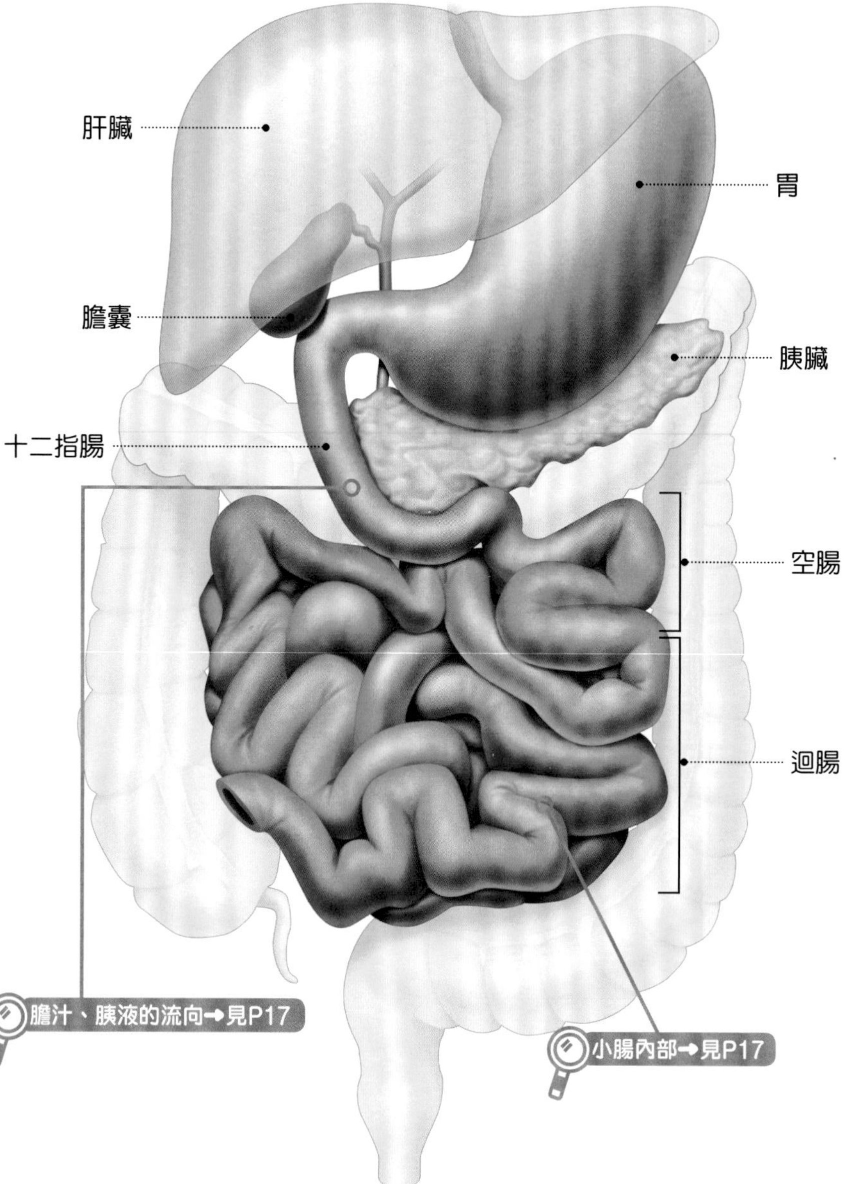

肝臟

胃

膽囊

胰臟

十二指腸

空腸

迴腸

膽汁、胰液的流向➡見P17

小腸內部➡見P17

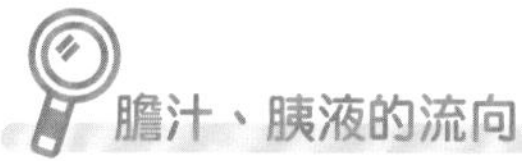

由膽囊分泌的膽汁（←）以及由胰臟分泌的胰液（←）會流入十二指腸之中。這些會作為消化液來分解腸道內的營養素。

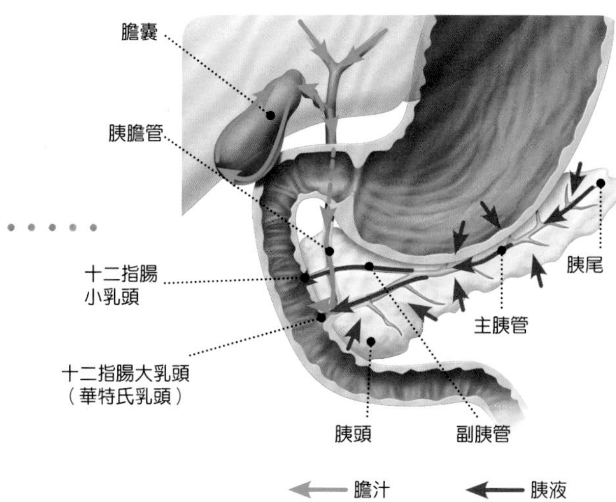

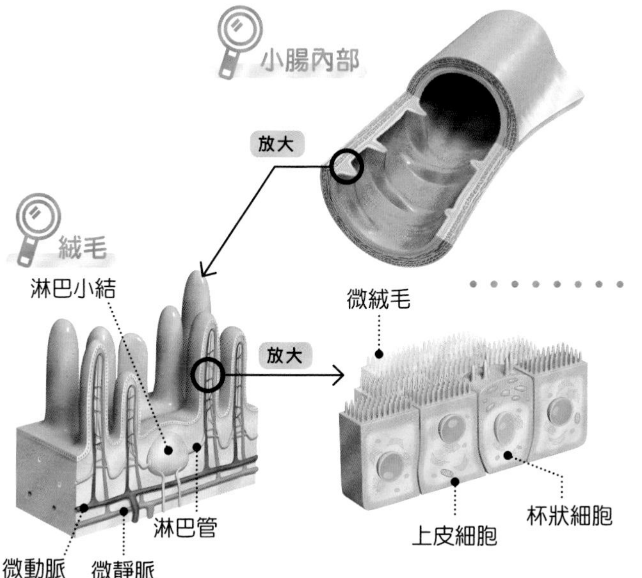

小腸的內部有稱作絨毛的突起物，絨毛上又有稱為微絨毛的細微突起物覆蓋。營養素就是在這裡被吸收的。

消化、吸收的最後一關

小腸是消化、吸收營養素的最後一個關卡。利用由肝臟製造再被送至膽囊的膽汁，以及胰臟分泌的胰液，消化胃部送來的內容物。營養素會由絨毛內的血管再運送至肝臟。

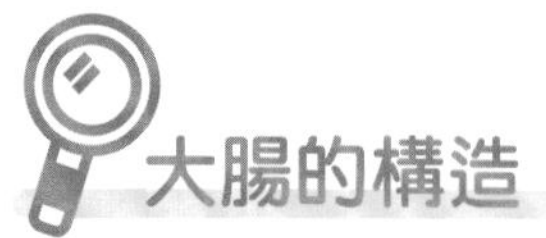

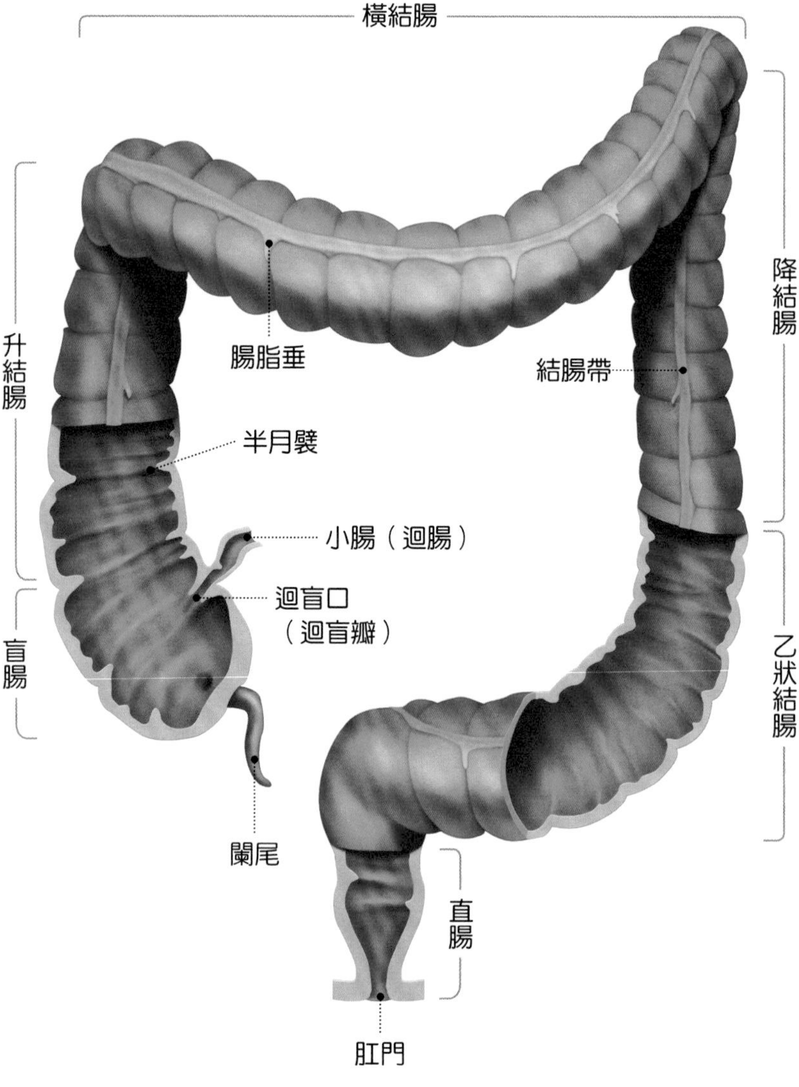

大腸的構造

橫結腸
降結腸
升結腸
腸脂垂
結腸帶
半月襞
小腸（迴腸）
迴盲口
（迴盲瓣）
盲腸
乙狀結腸
闌尾
直腸
肛門

處理消化物的殘渣

經過小腸消化、吸收後的殘渣是由大腸負責處理的。腸內細菌會負責膳食纖維的發酵及部分營養素的吸收，控制水分吸收後再將殘渣製造成糞便，送至肛門排出。

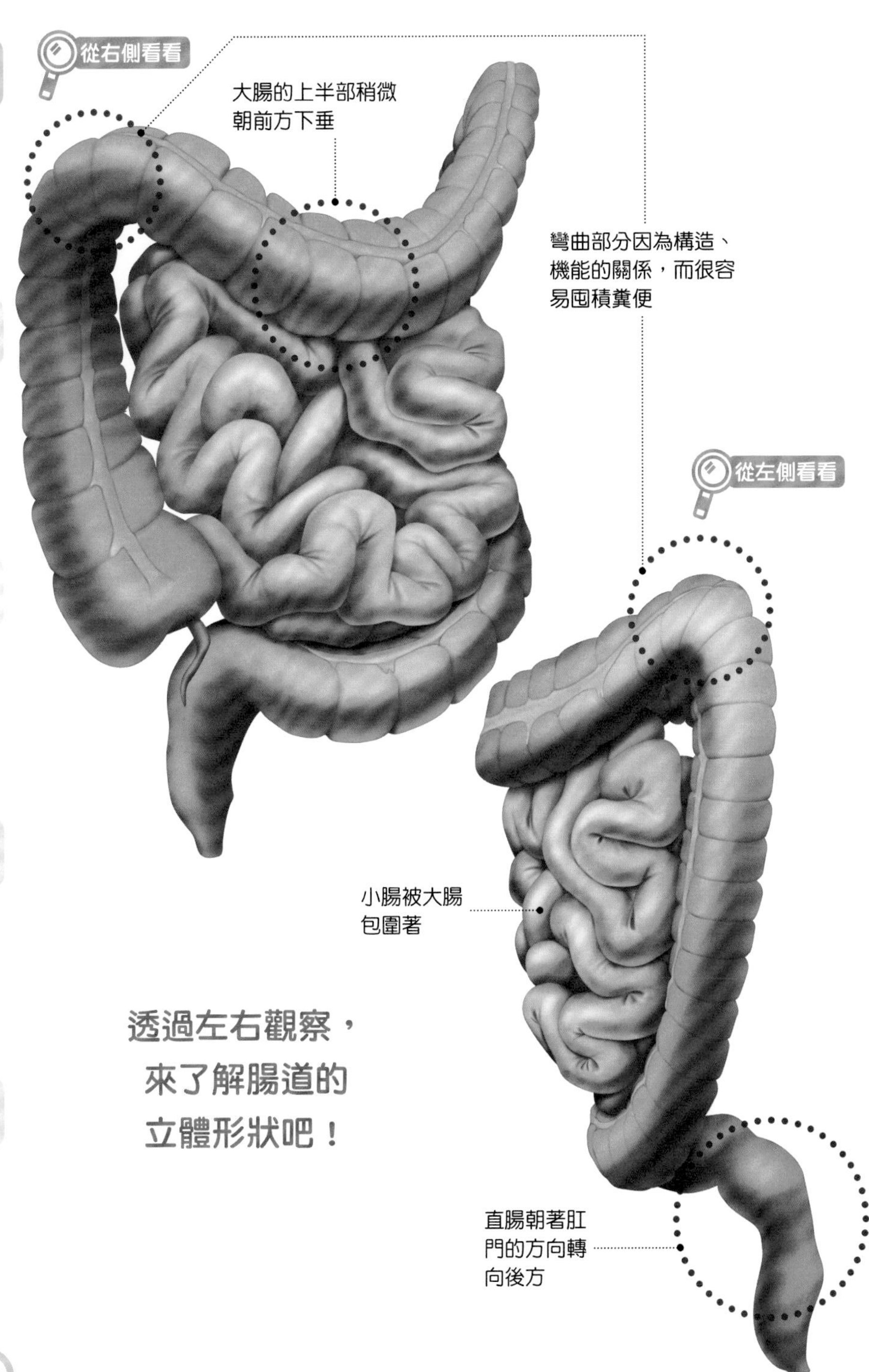
從右側看看
大腸的上半部稍微
朝前方下垂
彎曲部分因為構造、
機能的關係，而很容
易囤積糞便
從左側看看
小腸被大腸
包圍著
直腸朝著肛
門的方向轉
向後方

透過左右觀察，
來了解腸道的
立體形狀吧！

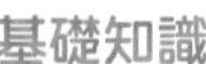

基礎知識

2 一天的消化基準約9公升！腸道的「消化、吸收」之旅

食物的消化、吸收是腸道最具代表性的機能之一。就讓我們來看看，食物進入口中之後，是經過什麼樣的流程才會變成糞便排出體外吧！

經過口腔咀嚼的食物會經由食道被運送至胃中，透過強酸性的胃液使其溶解成黏稠狀。此時，十二指腸中被稱為大、小「十二指腸乳頭」的瓣膜就會開啟，使膽囊送來的「膽汁」及胰臟送來的「胰液」流入十二指腸中，和從胃部送來的黏稠消化物及胃酸混合。

鹼性的膽汁可以中和胃酸，主要的功能是協助分解脂肪，對腸道而言具有潤滑油般的效果，因此又被稱為「天然的便祕藥」。而胰液中含有消化酵素，可以分解葡萄糖及胺基酸等營養素。一天之中的消化物及消化液共約9公升，小腸可以吸收大約7公升。

其餘的2公升會由大腸處理，透過腸內細菌使膳食纖維等發酵的同時，將水分吸收，再產生應該排出體外的糞便。

此時，若糞便在大腸中停留太久，會因為水分不斷被吸收而變硬；停留時間太短的話，則會因為水分含量太高而形成軟便。

「消化、吸收」的流程

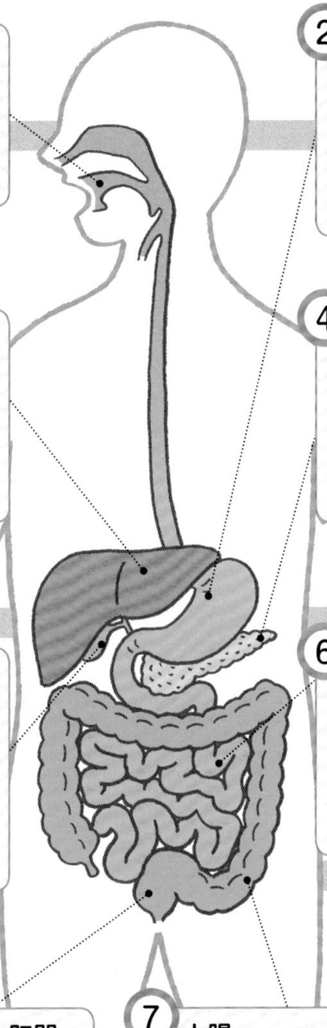

1 口腔

咀嚼的同時分泌唾液來分解澱粉。將食物處理成粥狀物，可以幫助胃部進行消化。

2 胃

透過強酸性的胃液溶解食物，變成黏稠的粥狀物。蛋白質會被稍微分解，除此之外，胃還會吸收2成的酒精。

3 肝臟

產生構成消化液的膽汁，再透過膽管將其運送至膽囊。在小腸吸收的營養素會先被送至肝臟，再由肝臟送至全身。

4 胰臟

當胃部開始活躍的時候，胰臟就會分泌胰液至十二指腸。胰液中包含消化酵素，會將營養素分解成可以吸收的狀態。

5 膽囊

膽囊可以感受到胃部的運作，將儲存在膽囊內的膽汁分泌至十二指腸中。膽汁具有分解脂肪、中和胃酸、作為腸道的潤滑油等功能。

6 小腸

吸收分解後的營養素會透過腸壁的血管送至肝臟。消化物及消化液一天的總量約9公升，其中有7公升是由小腸吸收的。

7 大腸

幾乎已經吸收完營養素的殘渣則是利用腸內細菌使其發酵，繼續分解為可吸收的電解質。接著吸收水分和鹽分後就會形成糞便，並且產生氫氣及甲烷等氣體。

8 直腸、肛門

將糞便排出體外。為了將糞便由肛門排出，因此這個部位的肌肉很發達。

排出體外

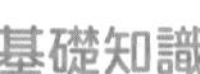

基礎知識

3 被稱為「第二大腦」的「腸道神經」系統

近來，「腸道神經」在世界引起了關注。腸道中約存在著1億個神經細胞，數量在整個人體內僅次於大腦。然而，腸道並不是全由大腦控制，腸道本身也有自行下判斷的機制，因此又被稱為「第二大腦」。

腸道組織具有多層構造，在腸壁的黏膜下有「黏膜下神經叢（麥氏神經叢）」，主要負責控制荷爾蒙的分泌等。而在黏膜下神經叢的外層，還有「腸肌神經叢（奧氏神經叢）」，負責控制腸道的蠕動。

上述這些腸道神經會透過迷走神經和大腦連結。迷走神經中包含了可以刺激腸道活躍的副交感神經，而抑制腸道活動的交感神經，則是和脊髓的中樞神經相連。

其中最受矚目的是「腦腸軸線」這個雙向網絡。大腦與腸道之間的資訊交流並不是由腦部單方面下指令，腸道也會向大腦傳遞訊息。也就是說，腸道內的狀態訊息會傳送至大腦，進而對身體各處造成影響。

腸道神經的構造

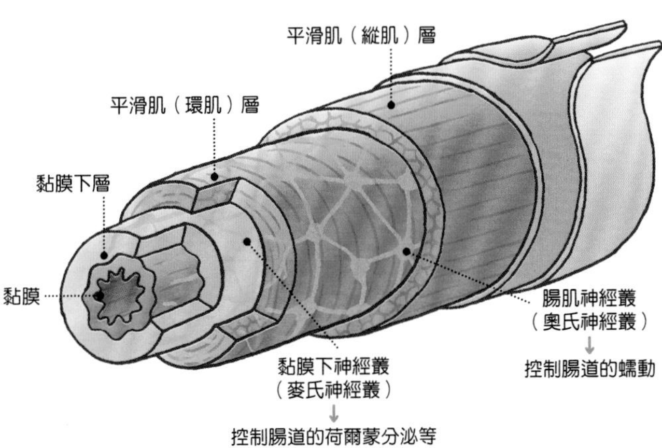

黏膜下神經叢與腸肌神經叢分別都有網狀的神經細胞包覆。這些神經細胞會根據腸內的狀況做出反應，來控制腸道的運作。

腸道的神經網絡

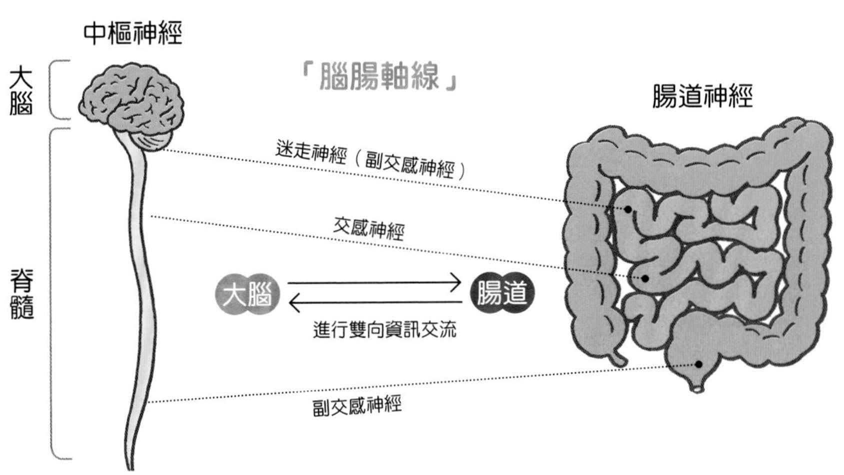

腸道神經會藉由迷走神經（副交感神經）及交感神經，與大腦和脊髓構成的中樞神經連結。大腦及腸道會透過「腦腸軸線」網絡互相交換資訊。

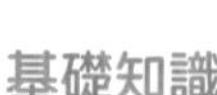

4 腸道會說悄悄話？「多重器官溝通」

在先前的內容中已經提過，腸道與大腦之間會透過神經系統網絡產生密切連結。但是，腸道及身體的網絡並不只有大腦而已。其中還包含了與許多器官的複雜溝通及連動。

舉例來說，**肝臟**會製造作為消化液使用的膽汁，但是空腹時十二指腸的瓣膜是關閉的，所以膽汁會先儲藏在**膽囊**中。還有，被小腸吸收的營養素會先運送至肝臟，再分送到全身。因此對腸道而言，肝臟是個很重要的貯藏室。

乍看之下，**心臟**和腸道似乎不太有關係，但是當腸道感到不適時，此一訊息便會透過自律神經傳遞至心臟，使得心跳變快或變慢，再與腸道的機能產生連動，進而控制血液流速。另外，**肺**和自律神經也有著緊密的關係，當腸道出現問題時，呼吸就會開始變得又淺又急，透過調節呼吸的方式協助腸道的蠕動，維持密切的連動關係。

除此之外，**脾臟**屬於免疫系統；**腎上腺**則屬於荷爾蒙分泌系統，而腸道就像身體的「網路交換器」，負責和各器官相互溝通的同時，也在日日夜夜努力維持體內機能的平衡。

與腸道相關的各種器官網絡

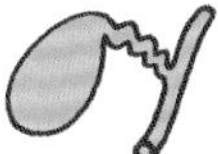

膽囊

當食物送入腸道時，膽囊便會分泌膽汁來中和胃酸，幫助進行消化。當腸道內的壞菌增加時，膽汁就會轉變成有害的二級膽酸。

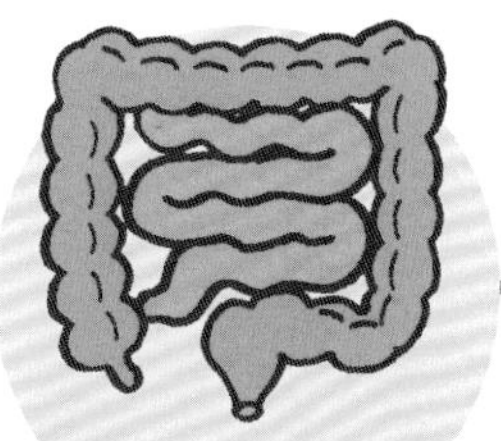

腸道

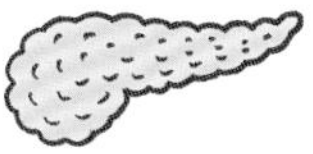

胰臟

當消化物送入腸道時，胰臟便會分泌含有消化酵素的胰液來負責分解營養素。

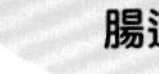

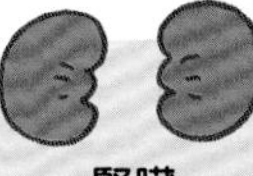

腎臟

將血液中的老廢物質轉變為尿液排出體外，並調節體液平衡等。人體存在負責保護腎臟的腸內細菌，若腸道環境惡化會導致腎功能衰退或相關疾病。

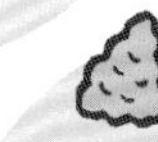

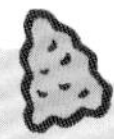

腎上腺

負責分泌可緩和壓力反應的荷爾蒙「皮質醇」。當腸道內出現發炎等症狀時會開始大量分泌皮質醇，但這也會造成腎上腺機能下降，形成慢性疲勞等問題。

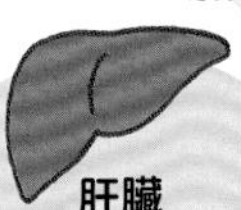

肝臟

負責製造膽汁，並且暫時儲藏小腸吸收的營養素。當腸道內的壞菌增加時，肝臟會吸收毒素，進而引發癌症等疾病。

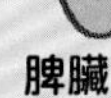

脾臟

負責管理體內的免疫系統，也會間接地受到腸道免疫系統的影響。

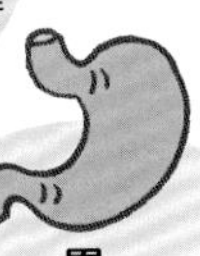

胃

將食物溶解成粥狀，接著再送往小腸。胃是腸道清潔動作「MMC」（P64）的開關。

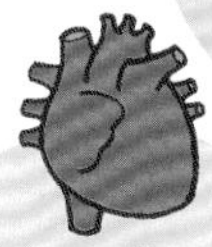

心臟

依據自律神經傳來的訊息控制心跳速率及血液流速。腸內血液流速會因為交感神經與副交感神經的作用而產生變化。腸內細菌的平衡也會因此受到影響。

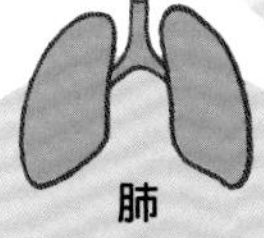

肺

呼吸會對自律神經產生影響。深呼吸時所進行的橫膈膜運動可以協助腸道的蠕動。

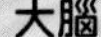

大腦

透過「腦腸軸線」網絡可以與腸道交換訊息，大腦與腸道的狀態會相互造成影響。

基礎知識

5 存在100兆個細菌的「腸道菌群」是什麼呢？

我們的腸道內存在著約100兆個「腸內細菌」，而這些細菌左右了我們的腸道環境。

腸內細菌和身為宿主的人類維持著共生關係，利用從食物中得來的營養素進行發酵並增殖。此外，細菌產生的各種代謝物也會對人體機能帶來極大的影響。因為細菌密集地附著在腸壁黏膜上，看起來就像一片花圃（Flora），所以被稱為「腸道菌群（Gut Flora）」，總重量約有1・5公斤。

腸內細菌可以大致分為「益菌」、「伺機菌」、「壞菌」3大類。理想的平衡比例為2成益菌，1成壞菌，其餘7成的伺機菌會成為優勢方的同伴，所以能維持在健康的狀態。不過，若是比例逆轉，由壞菌占優勢的話，腸內環境就會快速地惡化，引發各式各樣的病症。

除此之外，因為偏食、運動不足等問題影響，有時候會造成腸內細菌的種類失去多樣性（Dysbiosis，菌群生態失衡）。許多案例顯示，在這種情況下會因為腸內細菌平衡崩壞，而對身體帶來不好的影響。

腸內細菌可以大致分為3大類

腸道菌群示意圖

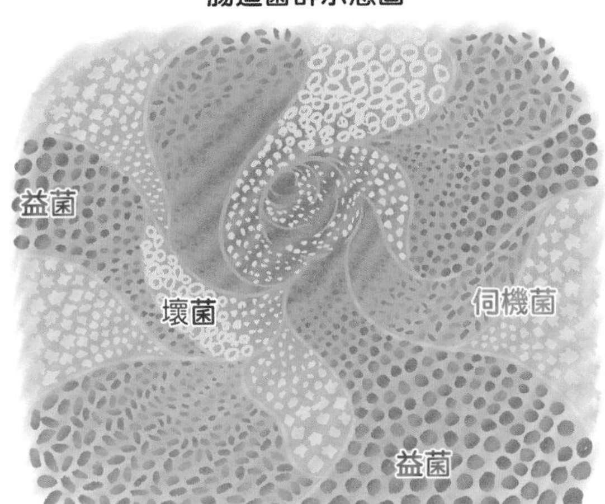

 **益菌**

產生的代謝物有助於消化、吸收，是對人體有益的細菌。

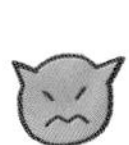 **壞菌**

會造成便祕、腹瀉，代謝的時候會產生有害的毒素，是對人體有害的細菌。

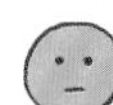 **伺機菌**

腸道內部數量最多的菌群。會視益菌、壞菌的數量而加入較占優勢的一方。

腸壁黏膜上約有100兆個細菌附著，看起來就像一片花圃，所以被稱為「腸道菌群」。

理想的平衡

益菌 2 : 伺機菌 7 : 壞菌 1

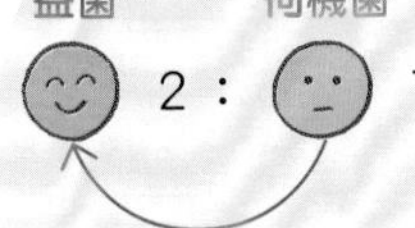

益菌占優勢！＝健康

→

平衡崩壞

益菌 1 : 伺機菌 7 : 壞菌 2

成為夥伴

壞菌占優勢！＝不適

由於數量眾多的伺機菌會加入數量上占優勢的一方，因此讓益菌常保優勢狀態是很重要的！

主要腸內細菌的機能及特徵

腸內細菌的分類

腸內細菌在生物學上是依「門」、「綱」、「目」、「科」、「屬」、「種」來分類。
不妨和人類比較一下，看看細菌是如何分類的吧！

人類		比菲德氏菌
脊椎動物門	門	放線菌門
哺乳綱	綱	放線菌綱
靈長目	目	雙歧桿菌目
人科	科	雙歧桿菌科
人屬	屬	雙歧桿菌屬
智人種	種	比菲德氏菌、嬰兒雙歧桿菌等

主要腸內細菌的清單

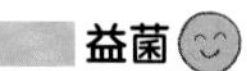
益菌　伺機菌　
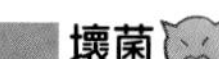
壞菌

以下介紹生長於腸道菌群中最具代表性的細菌群組及種類，以及它們的特徵與機能！

腸內細菌的4大群組（門）	分類（益菌、伺機菌、壞菌）	特徵、機能
放線菌	益菌	包括桿菌（棒狀及圓筒狀的菌）、球菌、放線菌（帶有線狀菌絲及細胞的菌）等各式各樣形狀的菌。以比菲德氏菌為首，會製造對身體有益的代謝物。
厚壁菌	伺機菌	在腸道菌群中占多數的伺機菌群組。其中包括梭菌屬這種壞菌群組，也有存在於乳製品當中的乳桿菌屬這種益菌群組。肥胖體質的人體內會有較多厚壁菌。
類桿菌	伺機菌	在腸道內占多數的中性群組之一。雖然對人體有害的菌不多，但有時也會因為過度增加而造成平衡崩壞，導致感染症（伺機性感染）。偏瘦體質的人體內會有較多類桿菌。
變形菌	壞菌	包含大腸桿菌、沙門氏菌及幽門螺旋桿菌等各式各樣病原體的群組。其中有許多是利用鞭毛活動的細菌。這些壞菌都是造成身體不適及疾病的源頭。

主要腸內細菌的小群組（屬）		所屬分類（門）	特徵、機能
乳酸菌	比菲德氏菌	放線菌	乳酸菌（藉由分解醣類來製造乳酸的菌類總稱）的一種。將乳糖及寡糖等分解後，製作出乳酸及乙酸來調整腸內環境的平衡。對花粉症等過敏症狀也有一定的改善效果。
乳酸菌	乳桿菌	厚壁菌	乳酸菌中占最多數的群組，約有180種以上。包含凱氏乳桿菌、加氏乳桿菌、保加利亞桿菌等，在種之下還可以細分為代田菌及L-92等「菌株」，不同菌株具有不同的整腸功能。

主要腸內細菌的小群組（屬）	所屬分類（門）	特徵、機能
葡萄球菌	厚壁菌	增殖時形成葡萄果實般的外觀為其特徵。雖然較常聽見的是「金黃色葡萄球菌」、「表皮葡萄球菌」、「腐生葡萄球菌」等帶有病原體的菌種，但其實除了這3種之外的葡萄球菌，反而都有阻隔病原體的防禦功能。
真菌	厚壁菌	屬於伺機菌的細菌群組。其中包含了部分具有益菌功能的菌種，會攝取膳食纖維來製造酪酸、乙酸、乳酸、蟻酸等代謝物。
鏈球菌	厚壁菌	具有鎖鏈狀的外型。雖然其中一部分屬於乳酸菌的一種，但是那些會在C型肝炎患者的腸內產生氨的菌種則會不正常增生，導致腸內環境的惡化。
梭菌	厚壁菌	包含肉毒桿菌、有明梭狀桿菌、產氣莢膜梭菌等許多病原性壞菌的細菌群組。除了會造成食物中毒外，還會製造出導致大腸癌、肝癌等癌症的致癌物質。
類桿菌	類桿菌	伺機菌的最大群組之一。基本上並不具病原性，但是過度增加的話，可能會引發伺機性感染。其與免疫系統之間的關聯仍處於研究階段。
大腸桿菌	變形菌	大多數的大腸桿菌都是無害的，因此具有強力病原性的大腸桿菌被稱為「病原性大腸桿菌」。此外，即使是無害的大腸桿菌也會透過血液與泌尿系統入侵，成為敗血症等的病原體。
克雷伯氏菌	變形菌	引起感染症的病原菌群組之一。附著在腸道時會造成免疫細胞過度活化，有可能會導致克隆氏症及潰瘍性大腸炎等發炎性腸道疾病。

主要的腸內細菌（種）	所屬分類（屬）	特徵、機能
加氏乳桿菌	乳桿菌	乳酸菌的一種，屬於乳桿菌類。值得注意的是菌株當中的「SP株」對胃酸及膽汁的耐受性很強，被食用後可以活著抵達腸道。
金黃色葡萄球菌	葡萄球菌	除了會造成食物中毒之外，青春痘及毛囊炎等化膿性疾病也是這種細菌引起的。金黃色葡萄球菌會製造出名為腸毒素的毒素，和食物一起進入體內時會對人體有害。
肉毒桿菌	梭菌	製造出的肉毒桿菌毒素會對神經傳導物質產生作用，引起麻痺。這是自然界中最強的毒素，毒性是河豚毒素的1000倍以上。
產氣莢膜梭菌	梭菌	包含在梭菌屬內，是壞菌中常見的代表性細菌。代謝物會產生臭氣，還會製造出對人體有害的物質。
有明梭狀桿菌	梭菌	將膽汁分解並製成二級膽酸這種有害物質。有害物質會隨著血流被運至肝臟，成為引發肝癌的原因之一。
Bacteroides plebeius	類桿菌	這種細菌具有可分解海苔等海藻的酵素，與外國人相較之下，這種細菌在日本人腸道內的數量特別多。

其他的腸內細菌（種）	所屬分類（門）	特徵、機能
具核梭桿菌	細梭菌	常見於大腸癌患者腸道內的壞菌，被認為和克隆氏症及潰瘍性大腸炎等疾病的發病率有關。

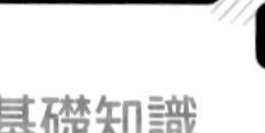

基礎知識

6 腸內細菌會隨著年齡變化

不少人以為腸道細菌是透過「遺傳」得來的，但其實人類出生時，腸道內是處於無菌狀態。出生之後因為和周遭的人（主要是父母）接觸才會感染這些細菌。也因此腸內細菌的平衡狀態才會和父母相似，而非遺傳。

之後，只要沒有進行灌腸或是糞便移植，腸內細菌的比例就不會有太大的變化。不過，細菌會以我們平常所攝取的食物作為增殖的養分，因此飲食生活及生活習慣等的傾向，都會帶來微妙的變化。

而且，在60歲之後，腸內細菌的組成會有大幅的改變。

也就是，益菌會開始慢慢減少，壞菌則是開始增加。而且，產氣莢膜梭菌及金黃色葡萄球菌等強力病原性細菌會逐漸增加。

或許這是老化系統的一環，目前還無法解釋為什麼會產生這樣的變化。不過，腸內環境會隨著年齡增加而自然惡化這件事是確定的。想要長期維持健康的話，就必須努力整頓腸內環境。

各年齡層的腸內細菌比例

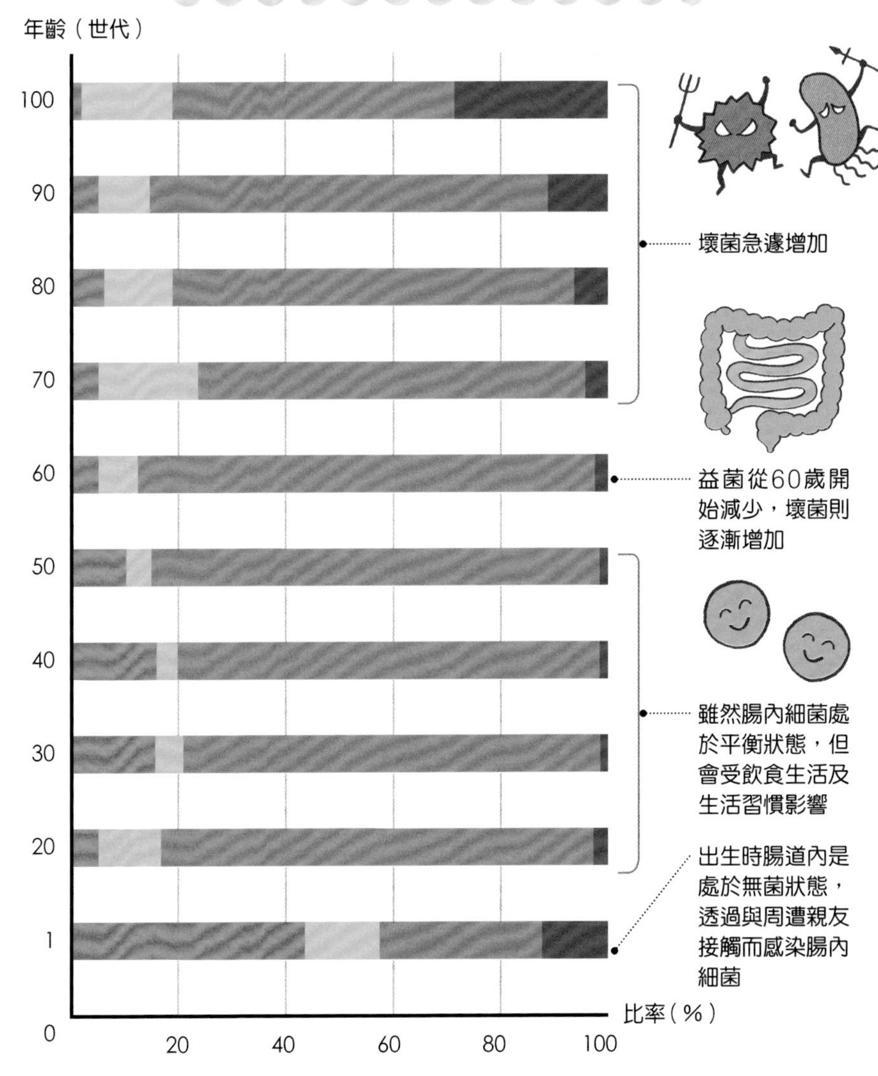
年齡（世代）
100
90
80
70
60
50
40
30
20
1
0
20
40
60
80
100
比率（%）
壞菌急遽增加
益菌從60歲開始減少，壞菌則逐漸增加
雖然腸內細菌處於平衡狀態，但會受飲食生活及生活習慣影響
出生時腸道內是處於無菌狀態，透過與周遭親友接觸而感染腸內細菌

出處：Odamaki T, et al. BMC Microbiol. 2016

腸內細菌的種類

- 益菌（放線菌）
- 伺機菌（厚壁菌）
- 伺機菌（類桿菌）
- 壞菌（變形菌）

腸內細菌的理想平衡比例為2成益菌，1成壞菌（其餘7成為伺機菌）。60歲過後，益菌與壞菌的比例則會慢慢地逆轉，使腸內環境趨於惡化。

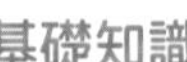

基礎知識

7 由腸內細菌的角度來看長壽大國日本

日本人的平均壽命，根據厚生勞動省所做的「平成29年簡易生命表」統計，男性為81・09歲，女性為87・26歲，在全世界名列前茅。而且，日本肥胖人口的比例在已開發國家中也特別低，是個健康又長壽的國家。

先前已經提到過腸道與身體之間的密切關係，那麼，日本人的長壽是否也和腸內環境有關係呢？

某個研究團隊調查了包含日本人在內、共12個國家人民的腸道菌群，研究資料顯示，日本人的腸內細菌有4個特徵。

日本人的腸內細菌有以下4種傾向：①碳水化合物的代謝機能高、②比菲德氏菌多，古細菌較少、③會消耗氫來生成乙酸、④具有許多可以分解海藻的酵素。

綜合以上特徵可以推測出，日本人的身體和其他11個國家的人比起來，可以更有效地吸收對人體有用的營養素，預防發炎等抗氧化作用的功能也很優異。日本人的腸內環境和他國人民相比，也是屬於較健全的狀態。或許這就是日本人長壽的祕密。

※1　轉譯：根據傳訊RNA（mRNA）的訊息來合成蛋白質的一種反應。
※2　跨膜輸送：物質穿過細胞膜移動。

日本人與他國人民的腸內細菌特徵比較

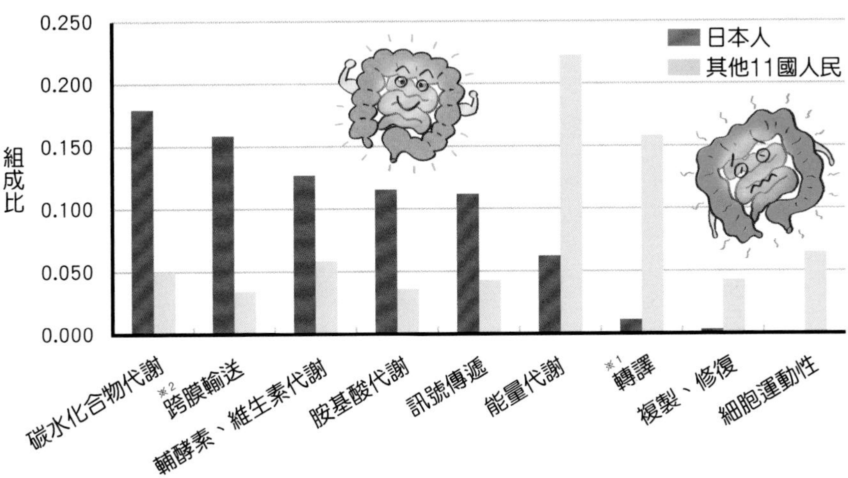

出處：The gut microbiome of healthy Japanese and its microbial and functional uniqueness

和日本人長壽相關的4個特徵

1 碳水化合物及胺基酸代謝的機能豐富

具有高度碳水化合物代謝機能的意思是，體內可以生成較多的短鏈脂肪酸（乙酸及酪酸）、二氧化碳、氫。短鏈脂肪酸是種能帶給身體許多益處的營養素，而氫則能協助抗氧化作用，達到消除疲勞的效果。

2 比菲德氏菌多，古細菌較少

比菲德氏菌可以整頓腸內環境，也是能夠緩和過敏症狀的代表性益菌。比菲德氏菌多就代表腸內容易維持在健康的狀態。另一方面，古細菌較少的話，表示能量代謝及蛋白質合成的相關機能有下降的傾向。

3 體內會消耗氫來生成乙酸

人體在代謝碳水化合物時會生成氫，日本人的身體會在生成乙酸時消耗氫，其他國家的人則是較常在生成甲烷時使用氫，與其他國家相較之下，日本人的消耗方式對身體是比較有益的。

4 具有許多可以分解海苔及海帶芽等海藻的酵素

日本人之中約有90%擁有可以分解海苔及海帶芽等海藻的酵素基因，相較之下，其他國家最多只有15%的人擁有。藻類營養素的吸收效率佳被認為是日本人腸內細菌特有的能力。

基礎知識

8 腸道是抵抗外敵入侵的前線地帶？

會進入腸道的不只是食物而已，外界還存在著很多肉眼看不見的細菌與病毒，會透過飲食和接觸等管道侵入體內。

負責對抗這類外敵、防止其侵入全身和增殖，在體內與之抗爭的就是「免疫細胞」。

事實上，全身的免疫細胞中約有6成都集中在腸道內。這是因為大部分由外部進入體內的物質都會藉由腸道通往全身，腸道等於是身體的「玄關」。「將敵人擋在玄關外」就是腸內免疫細胞最重要的任務。

病原菌等侵入腸內時，位於腸壁內部的免疫細胞會察覺到危險，因而釋放出訊息物質，收到訊息物質的腸壁細胞會接著分泌出具有抗菌作用的物質，將病原菌擊退。

此外，腸壁中有名為「培氏斑（Peyer's Patch）」的淋巴組織，新生的免疫細胞會在那裡學習如何對抗外敵，功能就像新兵訓練營一樣。腸道就是透過這樣機能優異的免疫系統來保護身體不受外敵入侵。

各種敵人會從腸道入侵！

腸道就像「身體的玄關」一樣，各種外敵都會由此入侵。為了防止病原菌入侵、增殖，腸壁內部也會有「免疫細胞」在最前線與之對抗。

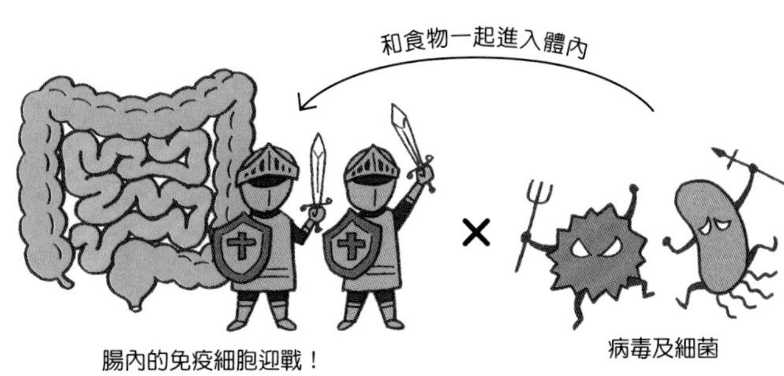
和食物一起進入體內
×
腸內的免疫細胞迎戰！
病毒及細菌

全身的免疫細胞約有6成都集中在腸道！

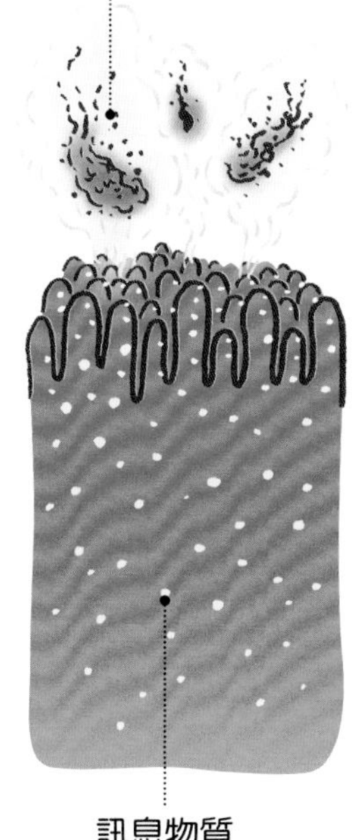

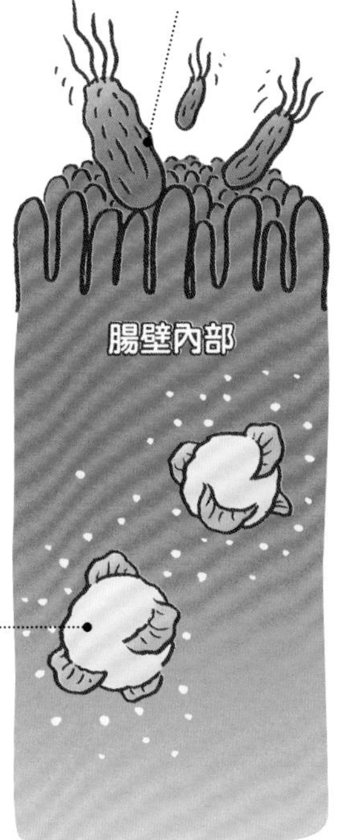
透過食物入侵的病原菌會破壞腸壁，試圖侵入體內
腸壁內部
腸壁內部的免疫細胞察覺到病原菌時會釋放出訊息物質

基礎知識

9 讓人感到幸福的「血清素」有9成是在腸道製造的！

有腸道問題的人，表情大多都很憂鬱，比較沒精神。事實上也有研究數據顯示，憂鬱症患者中很多都有便祕及腹瀉的問題，因此可以推論心理健康和腸內環境之間有密切的關聯。

先前已經提過，大腦和腸道之間有著雙向溝通的「腦腸軸線」（P22），因此，如果要保持心理與身體的健全狀態，就必須維持腸道的健康。

「血清素」是種可以影響人類情緒的荷爾蒙。因為和幸福感相關，所以又被稱為「幸福荷爾蒙」。各位知道嗎？其實，有9成的血清素都是在腸道中製造的。

血清素具有促進腸道蠕動、調整自律神經平衡、使人保持正向情緒的功能。此外，它還有抑制去甲基腎上腺素及多巴胺過度分泌的效果，因此可以讓人不容易感到焦躁。

這些情緒荷爾蒙的分泌是維持心靈平靜的關鍵，而腸內的平衡也會影響這些荷爾蒙的分泌狀態。換句話說，腸道對幸福且安定的精神狀態擁有很大的影響力。

幸福荷爾蒙「血清素」是什麼呢？

血清素能抑制去甲基腎上腺素及多巴胺過度分泌，讓人維持良好的睡眠品質、充滿幹勁，還能產生正能量與幸福感。因為還有促進腸道蠕動的功能，所以血清素過多時也會造成腹瀉的狀況。

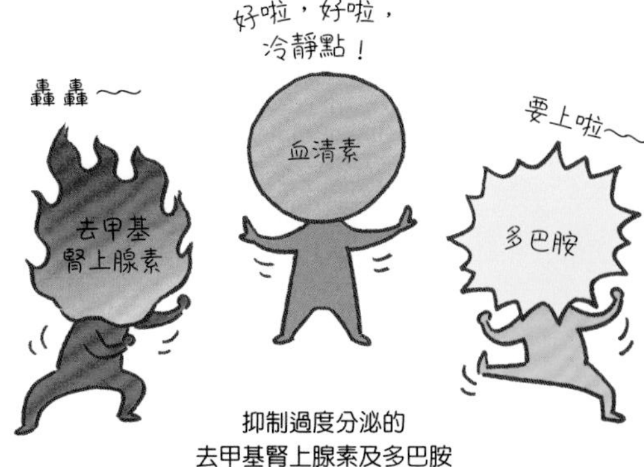

抑制過度分泌的
去甲基腎上腺素及多巴胺

9成的血清素都是在腸道中製造的！

血清素都在哪裡呢？

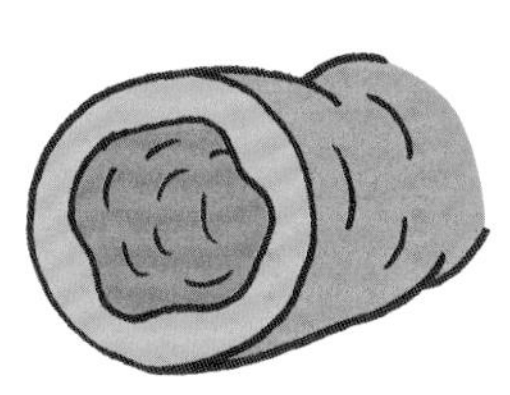

小腸內的黏膜
90%
最多！

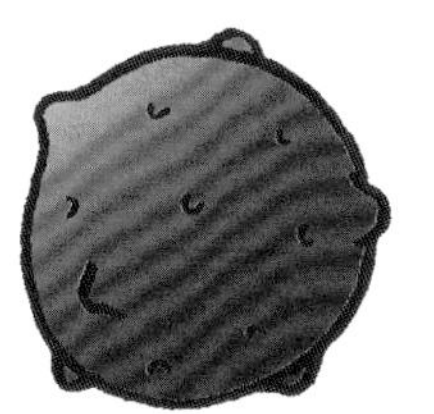

血液中的血小板
8%

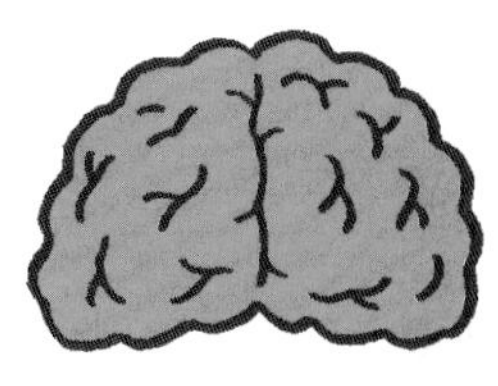

腦內的神經
2%

90%的血清素都是在腸道中製造的，其餘則是由血液中的血小板及大腦製造。以腦腸軸線的網絡為基礎來思考的話，可以推論出腸道也會影響和情緒有關的荷爾蒙分泌。

因此，腸內環境對「精神安定」也會造成很大的影響！

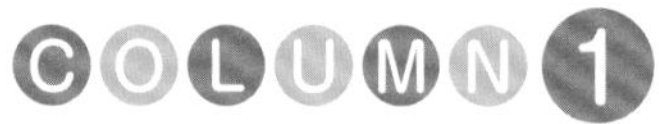

造成胃癌的原因99%來自於「幽門螺旋桿菌」!?

在日本人的癌症死亡人數中，男女統計的前三名都包含了「胃癌」。一般人聽到胃癌，大多都會覺得是飲食習慣或遺傳造成的。但事實上，**日本人的胃癌起因有99%都是因為感染症。**

造成胃癌的是一種名叫「幽門螺旋桿菌」的細菌。**感染這種細菌後，有100%的機率會引發慢性胃炎，接著胃部黏膜就會慢慢變薄，發展成萎縮性胃炎。**這樣的狀態若一直持續下去，胃壁細胞的基因會因此受損，胃部黏膜就會變成像腸道黏膜一樣凹凹凸凸的狀態。這種狀態稱為「腸上皮化生」，**胃部黏膜會像腸道黏膜一樣開始吸收有害物質**，進而**觸發會活化癌細胞的基因「CDX2」，造成胃癌**。

幽門螺旋桿菌的感染途徑有：①井水等被汙染的水源、②口嚼過的離乳食品等，患者大多都是在5歲以下的幼年期被感染的。雖然極少成年後感染的案例（在到達胃部前已被殺菌處理），不過因為唾液及齒垢中也含有這種細菌，所以還是有透過深吻等親密接觸感染的案例。

要預防胃癌，可以即早到醫院檢查，確認是否感染幽門螺旋桿菌。若有感染的情況，建議使用抗生素進行除菌療法。

第2章

意外的真相！身體不適與腸道的影響

1 接收腸道的「求救信號」即早發現不適症狀！

我們在第1章說明了腸道的各種作用及功能，以及它和身體的密切連結。

既然與腸道相關的網絡那麼多，當心理和身體感到不適時，多少也會對腸道產生相應的影響。也就是說，如果能接收到腸道發出的求救信號，就能察覺一些平常不太會注意到的毛病了。

那麼，腸道發出的不適信號有哪些呢？

其中最具代表性的就是腹瀉與便祕。當腸內細菌的平衡被打亂、承受精神上的壓力，或是罹患感染症或過敏等，各種心理與身體方面的問題都會反應在腸道上，出現腹瀉及便祕的症狀。這種症狀若持續長達1個月，建議要到醫院接受檢查。

此外，像是「腹脹且有疼痛感」、「肌膚沒有光澤」、「短期內體重劇烈變化」、「打嗝及胸口灼熱」、「放屁頻率增加且變臭」等等，都是腸道發出的求救信號。

想維持健康，就要對這些情況多加注意，保持「傾聽腸道訴求」的習慣。

腸道發出的9個求救信號

有這些情況的話要特別注意！

放屁頻率增加

腸內壞菌增加時，腸內的氣體會增加，而且會有臭味。除了便祕、過敏性腸症候群之外，也有可能是大腸癌或SIBO（P66）等疾病的徵兆。

腹瀉、便祕

若有病原菌感染、飲食生活及生活習慣混亂、精神壓力、疾病等心理與身體上的不適，就容易出現這樣的症狀。

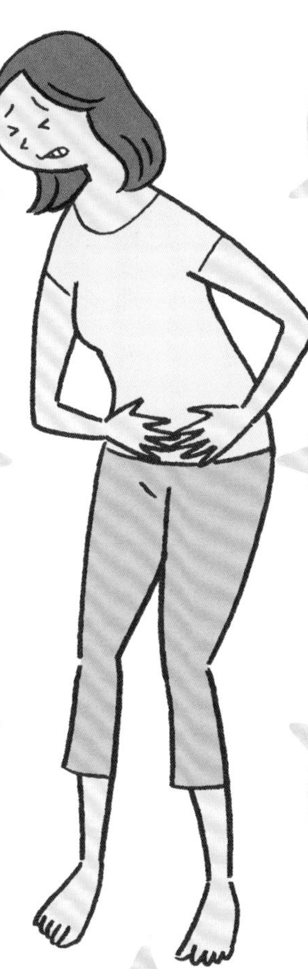

腹痛

經常和便祕或腹瀉同時發生，不同的疼痛感覺及位置等各有其對應的病因。劇烈疼痛或有長期腹痛的困擾，建議最好就醫接受診斷。

腹脹

和放屁頻率增加一樣，是因為壞菌增加而產生過多氣體造成的。經常伴隨著便祕症狀，會造成食慾不振等。

體重劇烈變化

腸道菌群失去平衡，無法順利進行消化、吸收機能的狀態。體重增加是因為過度吸收，體重減少則是因為沒有吸收而導致營養流失。

肚子咕嚕叫

腸道激烈運作時產生的聲音。空腹時有聲音不是什麼大問題，但是飯後馬上就出現這種聲音的話，可能是因為過敏性腸症候群或SIBO等疾病。

糞便的狀態

糞便的顏色及形狀可以作為腸內環境狀態的判斷標準。詳細說明內容請參照P42。

打嗝、胸口灼熱

經常伴隨著腹脹及放屁頻率增加的症狀。起因是腸內產生過多氣體導致胃部與腸道的內壓上升，使胃液等消化液逆流至食道。

肌膚失去光澤

腸道菌群失去平衡時，壞菌產生的代謝物會對皮膚有不良影響。也有因為營養吸收機能低下、生病而造成的案例。

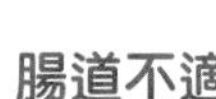

2

藉由觀察糞便的顏色、形狀來檢查腸內狀態！

透過觀察糞便的顏色及形狀，可以檢查平常無法直接看見的腸內狀態。

理想的糞便狀態是像左圖一樣呈現香蕉的形狀，顏色是偏黃的咖啡色。糞便呈現此狀態時，代表腸內細菌維持平衡，消化、吸收的速度也處於正常狀態。

糞便的黃色是構成消化液的「膽汁酸」的顏色。隨著糞便通過腸內的時間越久，水分會漸漸被吸收，膽汁酸也會變濃，這就是為什麼在便祕狀態下排出來的糞便會變黑。反之，糞便在腸內停留的時間越短，水分吸收的時間變少，糞便就會變成淡黃色的軟便或是腹瀉的狀態。此外，大腸出血時糞便會呈現紅色，若是胃或十二指腸出血，則會排出黑色焦油狀的糞便。糞便若呈白色，是因為十二指腸或胰臟、膽管等處的腫瘤造成膽汁出口堵塞，無法排出膽汁造成的。

像這樣確認糞便的狀態，就能藉此推測身體的健康狀態了。

檢查糞便的狀態！

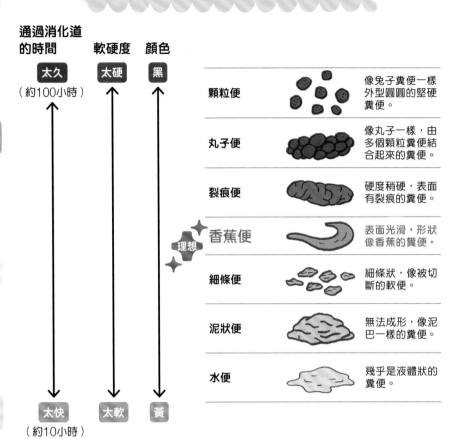

通過消化道的時間	軟硬度	顏色
太久（約100小時）	太硬	黑
↕	↕	↕
太快（約10小時）	太軟	黃

類型	說明
顆粒便	像兔子糞便一樣外型圓圓的堅硬糞便。
丸子便	像丸子一樣，由多個顆粒糞便結合起來的糞便。
裂痕便	硬度稍硬，表面有裂痕的糞便。
理想 香蕉便	表面光滑，形狀像香蕉的糞便。
細條便	細條狀，像被切斷的軟便。
泥狀便	無法成形，像泥巴一樣的糞便。
水便	幾乎是液體狀的糞便。

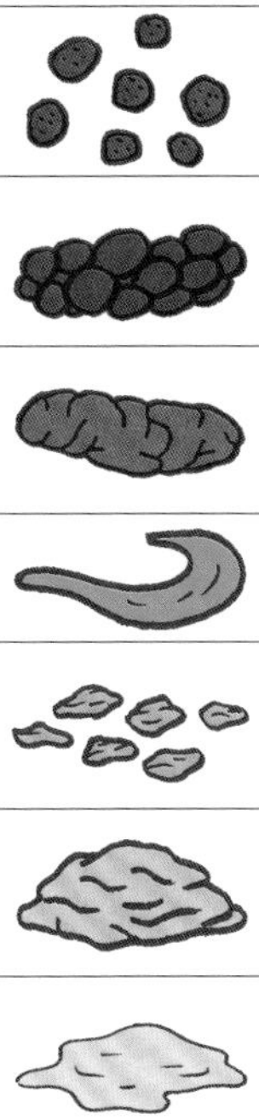

～出現這種糞便時也要注意！～

灰白色糞便

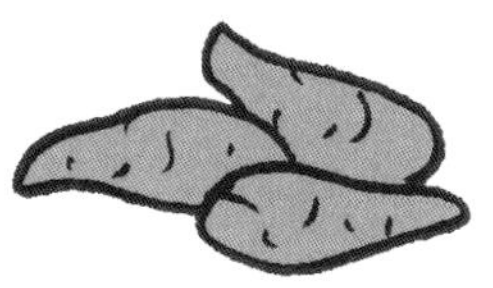

十二指腸、胰臟、膽管等處的腫瘤造成膽汁出口堵塞，無法排出膽汁時就會出現白色糞便。

紅色大理石紋糞便

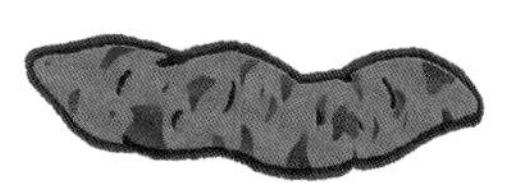

大腸出血造成紅色的血混合在糞便裡。如果只有糞便表面是紅色，也可能是痔瘡造成的。

黑色焦油便

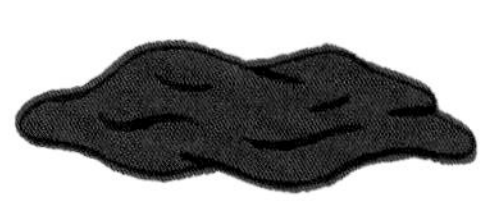

黑色焦油狀的糞便，起因為胃潰瘍或十二指腸潰瘍等出血。

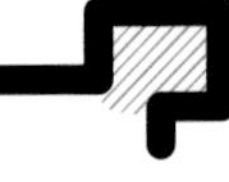

3

透過了解運作方式來改善！造成便祕及腹瀉的機制

便祕及腹瀉是各種疾病的症狀之一，但是除了疾病外，精神壓力、暴飲暴食、受寒、老化、感染症等日常生活中遇到的問題，也會造成便祕及腹瀉。

那麼，便祕及腹瀉在腸道內是怎麼發生的呢？首先，就從說明基本的排便流程開始吧！

食物在口中被咬碎後，會和唾液一起進入胃中，並由強酸性的胃液將食物溶解成粥狀。接著，消化物被送至十二指腸，此時膽囊會分泌膽汁，而胰臟則是分泌胰液。這些液體的總和，一天約可達9公升。其中的7公升會在小腸被吸收，其餘的2公升左右是由大腸吸收，負責產生糞便的也是大腸。

大腸的蠕動、從糞便吸收水分、由腸道分泌水分這3項機能，將會左右糞便的狀態。蠕動活躍的話，糞便在腸內停留的時間較短，這會導致水分吸收不完全。再加上腸道分泌的水分，就會造成軟便或腹瀉的狀態。相反地，若蠕動遲緩，水分吸收過多，再加上腸道水分分泌不足，就會引起便祕。上述的種種因素便是造成腸道功能失調的原因。

排便的基本流程

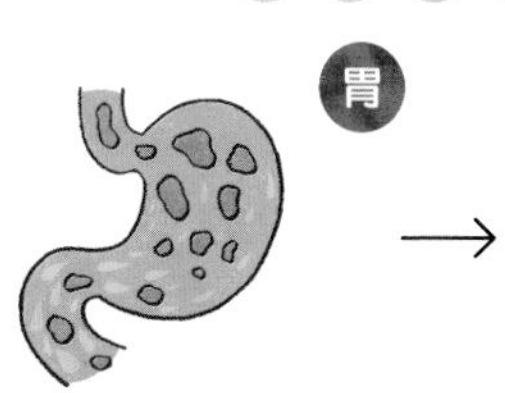

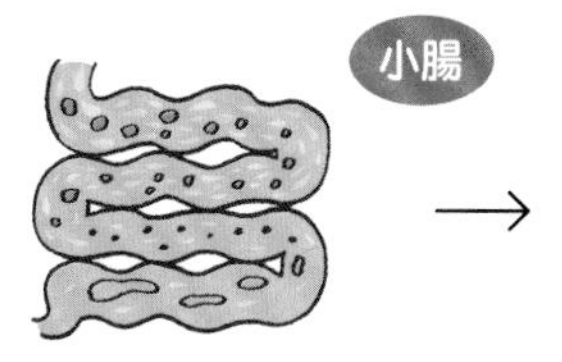

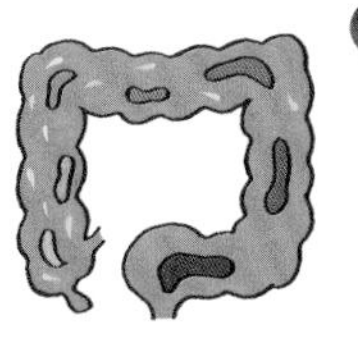

將營養素變成
共9公升的液體

被唾液及胃液加以溶解的食物，每天會變成約9公升的液體。

由小腸吸收
7公升

由小腸負責吸收營養素及水分，在9公升中吸收了7公升。

由大腸處理
剩餘的2公升

剩餘2公升的營養素殘渣則會由大腸處理，製造出糞便。

便祕及腹瀉的機制

壓力、暴飲暴食、受寒等各種問題
都會影響大腸的運作，進而引起便祕及腹瀉！

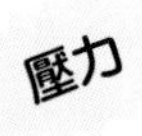

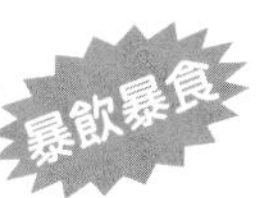

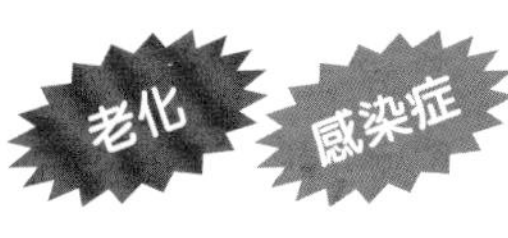

～大腸的3項機能與糞便的關係～

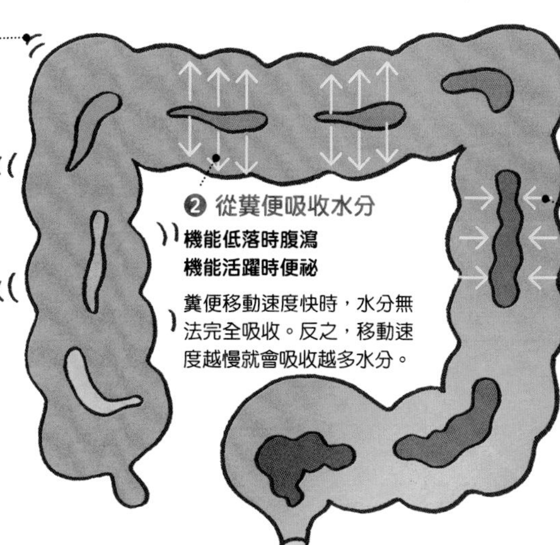

❶ 蠕動

機能活躍時腹瀉
機能低落時便祕

大腸蠕動活躍時，糞便移動速度快；蠕動遲緩時，糞便則會緩慢地移動。

❷ 從糞便吸收水分

機能低落時腹瀉
機能活躍時便祕

糞便移動速度快時，水分無法完全吸收。反之，移動速度越慢就會吸收越多水分。

❸ 由腸道分泌水分

機能活躍時腹瀉
機能低落時便祕

當腸道水分分泌多時，糞便較軟；水分少時，糞便則會較硬。

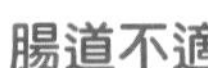

4 腸內環境在60歲時會急遽衰退？

在前一章有提過，人一旦過了60歲，腸內細菌的組成就會開始產生變化，壞菌會增加，益菌則是急速地減少。

其中的問題在於，壞菌中會製造有害物質的菌種增加了。

腸內細菌產生的有害物質會經由迷走神經或血管、淋巴管等通往全身各處，引發健康問題。腸道網絡的優異機能反而被敵方利用了。

舉例來說，當腸內環境惡化時，名為「有明梭狀桿菌」的細菌勢力便會增強。這種有明梭狀桿菌會將構成消化液的膽汁轉變成「二級膽酸」這種有害物質，而這種物質和致癌物質是有相關性的。這種有害物質會透過肝門靜脈這條連結腸道與肝臟的血管進入肝臟，進而引發肝癌。

除此之外，還有其他各種凶猛的壞菌會逐漸增加，它們會產生毒素造成失智症、帕金森氏症、憂鬱症等疾病，或是使肌膚狀況劣化、產生有害氣體。由這個角度看來，或許可以解釋為老化是從腸道開始的。

壞菌在60歲時開始激增！

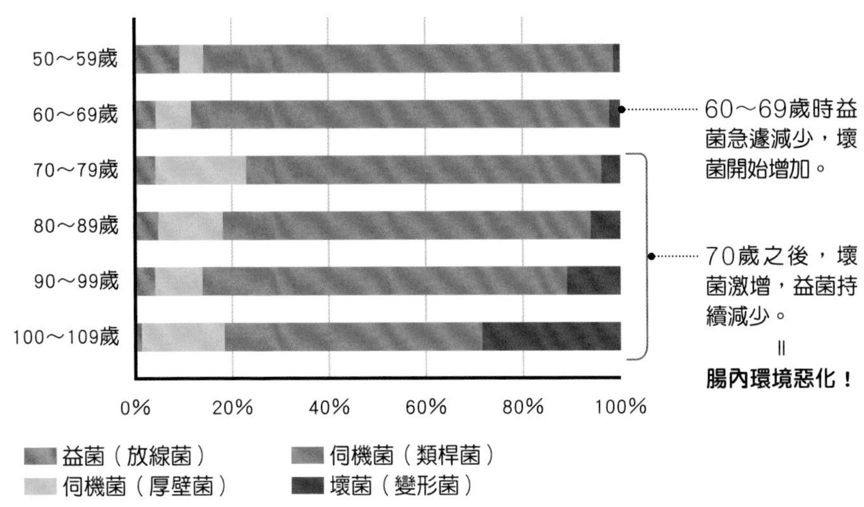

出處：Odamaki T, et al. BMC Microbiol. 2016

壞菌增加會發生什麼事呢？

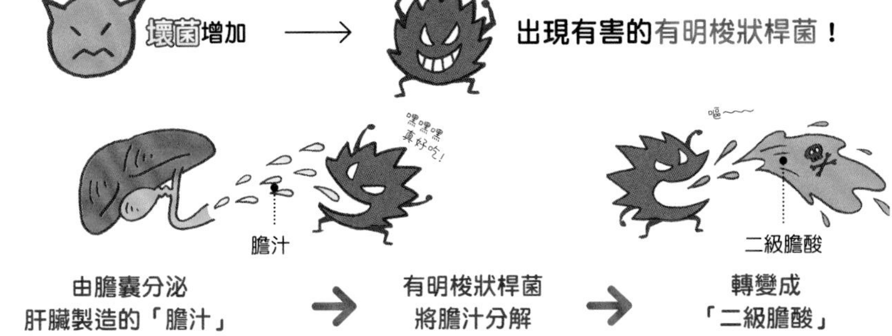

成為引發
肝癌的原因

「二級膽酸」
隨著血液流至肝臟

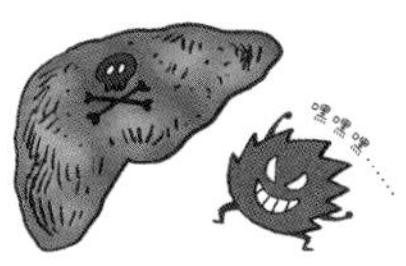

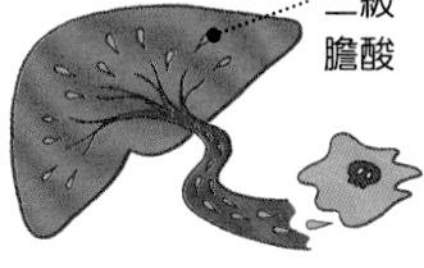

老化是從腸道開始的嗎？

腸內細菌的組成會隨著年齡增加而產生變化，這和小腸的吸收力下降也有關係。原本應該由小腸吸收的營養素流至大腸時，就會變成壞菌增殖的養分，進而引發疾病或不適症狀。

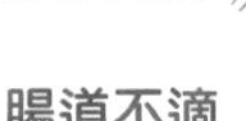

5

「偏瘦且陰鬱」的人常有腸道失調的問題

雖然前面已經提過，腸道會發送各種身體不適的求救信號，但是除了身體內部的症狀之外，有時候從外觀也能解讀腸道不適的徵狀。

首先，因為肚子不舒服而就診的病患中，大多都屬於偏瘦的體型。因為腸道出問題時，無法順利吸收營養素，所以身形就變瘦了。而且肚子不舒服時，臉色也會不太好，受到「腦腸軸線」（P22）的影響，表情也會變得較陰鬱。特別是其中還有不少人會因為下意識做出保護肚子的動作，而有駝背傾向。「體型偏瘦且表情陰鬱」的人，或許是因為腸內環境失調的關係。

腸內水分及荷爾蒙分泌失去平衡時，容易引發「腿部浮腫」、「皮膚失去光澤」、「指甲斷裂」等狀況。而且隨著肌膚持續老化，臉部的皺紋也會越來越深。

此外，因為壞菌增加等因素，有時還會出現腸內充滿氣體、腹部鼓起凸出，以及散發口臭等問題。

上述這些都是腸內環境惡化對外觀造成的影響。

腸內環境失調也會顯現在外觀上！

若外觀出現以下症狀的話，
要懷疑是不是腸道出問題了！

頭髮沒有光澤

營養素的吸收及代謝機能、血液循環等功能降低，營養素沒辦法傳送到毛髮而使頭髮失去光澤。

肌膚容易變粗糙

因為荷爾蒙分泌不足、壞菌產生的毒素等影響，造成肌膚容易變粗糙。

皺紋加深

荷爾蒙分泌失調、壞菌產生的毒素等影響，都會加速肌膚老化。

散發口臭

壞菌增殖，糞臭素等氣體會增加，隨著血液等在全身循環，到達肺部而造成口臭。

沒有笑容

腸道不舒服會對大腦與自律神經產生負面影響，常會造成表情陰鬱。

有駝背傾向

因為便祕及腹瀉、腹痛、腹脹等不適症狀，讓身體下意識做出保護腹部的姿勢。

腹部凸出

壞菌增殖，造成甲烷等氣體增加。經常和便祕等同時發生，因而造成腸道膨脹。

身形消瘦

營養素的消化、吸收機能降低，加上食慾減退，因而造成體型消瘦。

指甲容易斷裂

出現便祕及腹瀉的症狀，導致代謝力下降，指甲也會變得容易斷裂。

步伐小

態度消極，下意識做出保護腹部的姿勢時，步伐會跟著變窄，速度也會變慢。

腿部浮腫

腸內水分的吸收及分泌機能失調，造成血液循環不良，四肢便容易浮腫。

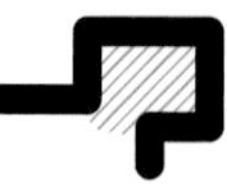

6

為什麼旅行時容易便祕？大腦與腸道過度親密的關係

常有人表示自己去旅行的時候「一定會便祕」。還有，碰到要在公司簡報等令人緊張的場合時會「肚子痛而拉肚子」，有這種煩惱的人也不少。

造成這些問題的原因，都是因為先前提到的「腦腸軸線」網絡（P22）。

旅行時會便祕，這是因為大腦對不習慣的環境感到壓力，交感神經過度活躍而造成腸道活動降低所引起的。長期維持這樣的狀態會使壞菌增殖，可能會造成其他各種不適的症狀。因此要盡可能地放鬆，抑制交感神經的作用。

另外，因為緊張而拉肚子的情況稱為過敏性腸症候群。這是為了抑制「不許失敗」這種強烈不安（興奮）的情緒，副交感神經過度活躍而造成腸道運作活躍所引起的。

大腦感受到的壓力會像這樣直接傳達到腸道。相反地，腸道的不適感也會傳達給大腦，因而造成惡性循環，若症狀嚴重的話，可以考慮使用藥物治療。

遇到這些情況時，腸道內會發生什麼事呢？

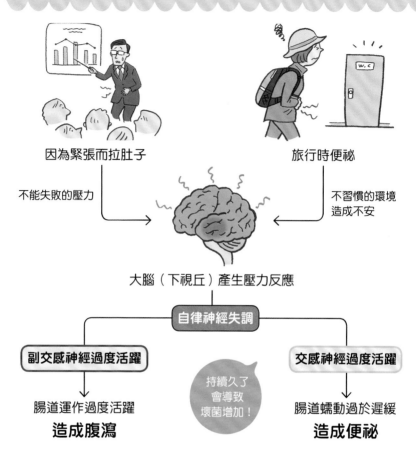

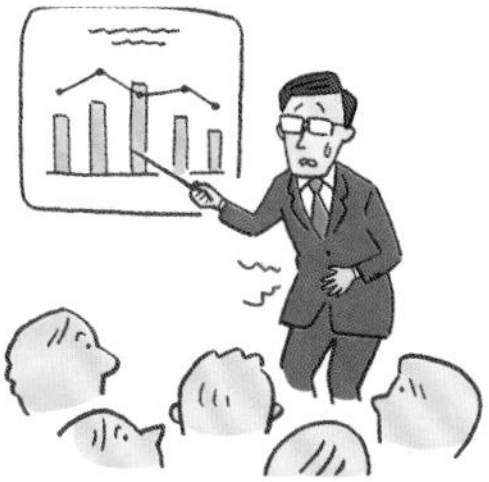

因為緊張而拉肚子

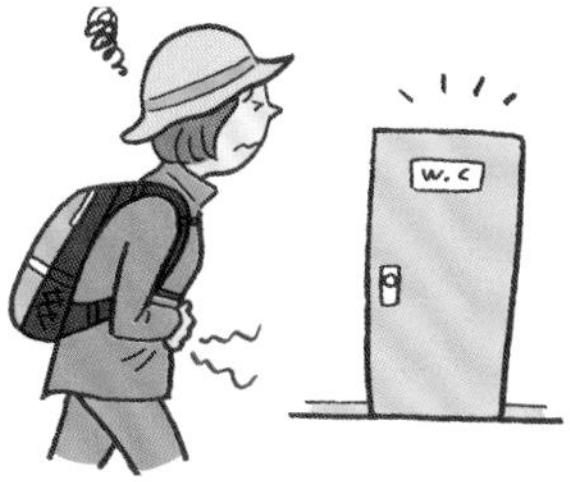

旅行時便祕

不能失敗的壓力

不習慣的環境造成不安

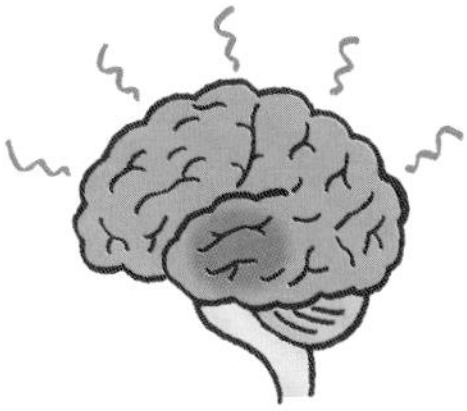

大腦（下視丘）產生壓力反應

自律神經失調

副交感神經過度活躍

腸道運作過度活躍

造成腹瀉

持續久了會導致壞菌增加！

交感神經過度活躍

腸道蠕動過於遲緩

造成便祕

大腦與腸道的相互關係導致惡性循環!?

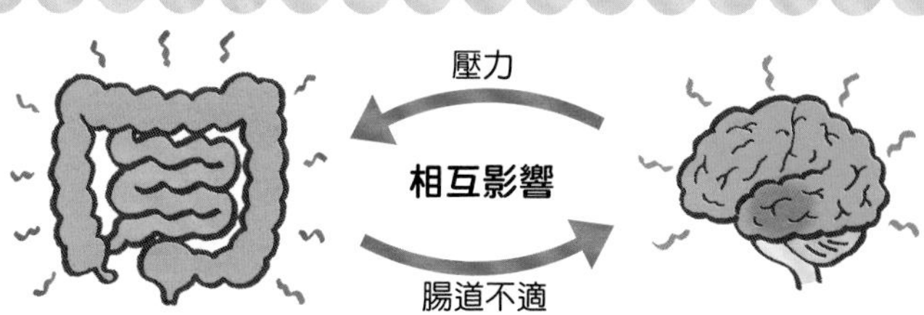

大腦與腸道各自感受到的壓力及不適感會相互影響。可以透過放鬆減輕大腦的壓力、改變飲食習慣（低FODMAP飲食⇨P96），或以藥物緩解腸道不適，若不試著採用以上任一方式進行改善，可能會陷入惡性循環。

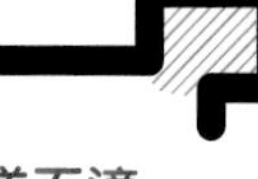

7 造成「乳癌及子宮頸癌」的原因是腸內細菌失衡!?

乳癌及子宮頸癌被認為和女性荷爾蒙的分泌密切相關。觀察乳癌及子宮頸癌的罹患率數據可以發現，巔峰期出現在女性荷爾蒙容易失調的30～49歲。

一般認為，婦科癌症是受到「雌激素」這種女性荷爾蒙的影響。當雌激素和受體結合的時候，就會刺激癌細胞開始增殖。因此當體內的雌激素過剩時，癌細胞就越容易增殖，罹癌機率也越高。

其實，雌激素過剩和腸內細菌息息相關。腸道中存在著可以分解雌激素的細菌，這種細菌能夠控制荷爾蒙的平衡狀態。調查乳癌患者的腸道狀況可以發現，腸內細菌種類呈現失去多樣性的失衡（Dysbiosis）狀態，可以分解雌激素的細菌也急遽減少。

要是對於婦科癌症的預防有疑慮時，也應該對腸內環境的平衡多加注意。

乳癌、子宮頸癌與女性荷爾蒙的關係

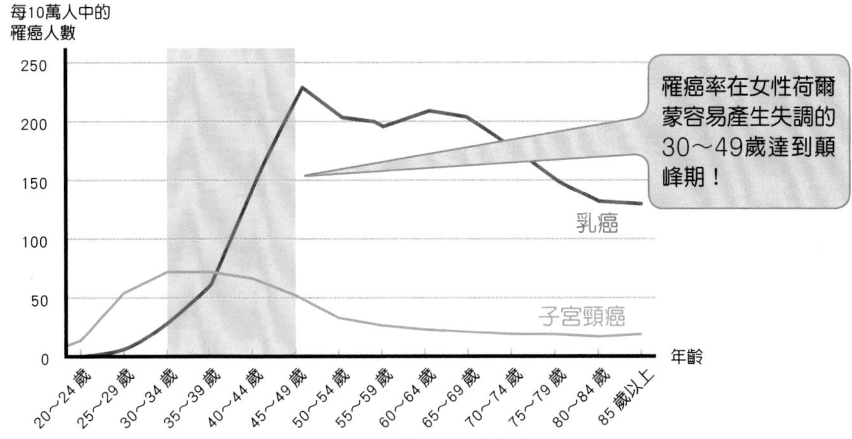

出處：日本國立癌症研究中心癌症資訊服務 地區癌症登錄全國統計的罹癌數據（2008年）

女性荷爾蒙「雌激素」帶來的影響為何？

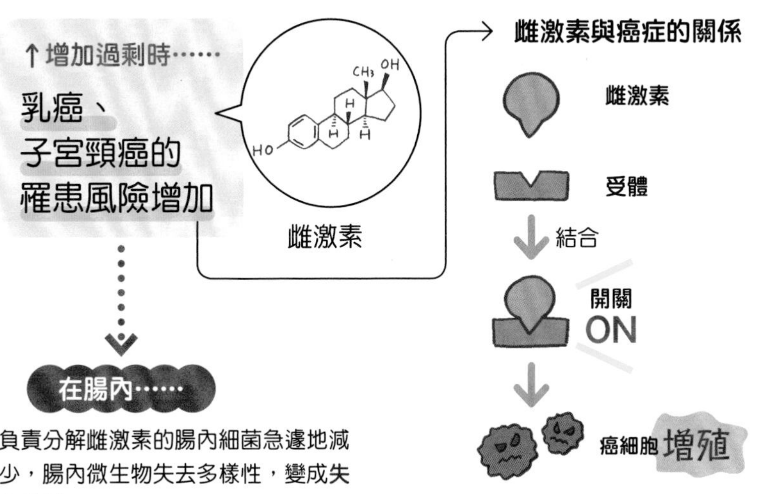

負責分解雌激素的腸內細菌急遽地減少，腸內微生物失去多樣性，變成失衡狀態！

雌激素與受體結合時，會刺激癌細胞開始增殖，進而引發乳癌等疾病。

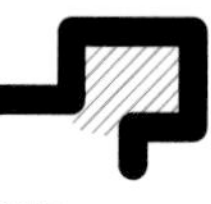

8 脂肪肝會引發「肝癌及大腸癌」

說到肝癌，一般可能都會覺得不要感染B型肝炎或C型肝炎的病毒就好，但是近來也有發現由脂肪肝發展成肝硬化，再進展到肝癌的案例。

脂肪肝指的是中性脂肪囤積在肝臟內的狀態。引發脂肪肝的主因大多源自於酒精攝取過量，不過也有酒精以外的病因，那就是「非酒精性脂肪肝炎（NASH）」。

當腸內的壞菌增加時，便會產生一種名為LPS的毒素。LPS隨著血液循環流至肝臟時，就會引發NASH。在NASH的病患之中，有5~20%的人會發展成肝硬化，最終演變為肝癌。

而脂肪肝也會導致腸內環境惡化，例如有明梭狀桿菌（P46）的增殖就被認為是脂肪肝帶來的影響，有引發大腸癌的危險。此外，同樣被認為是大腸癌致病原因的壞菌「具核梭桿菌」也會增殖，提升了患病風險。

因此，若平常有高脂飲食及運動不足等壞習慣的人，就要多加注意了。

脂肪肝與肝癌之間有何關係？

［什麼是脂肪肝？］

一般的肝臟　　脂肪肝

肝臟中蓄積了中性脂肪的狀態就稱為「脂肪肝」。除了酒精攝取過量外，飲食中過多的脂肪及運動不足等都是造成壞菌增加的原因。而壞菌產生出的LPS毒素會造成非酒精性脂肪肝炎（NASH）。

白色的部分為中性脂肪。攝取過多的中性脂肪會蓄積在肝臟。

［罹患脂肪肝也會使腸內環境惡化！］

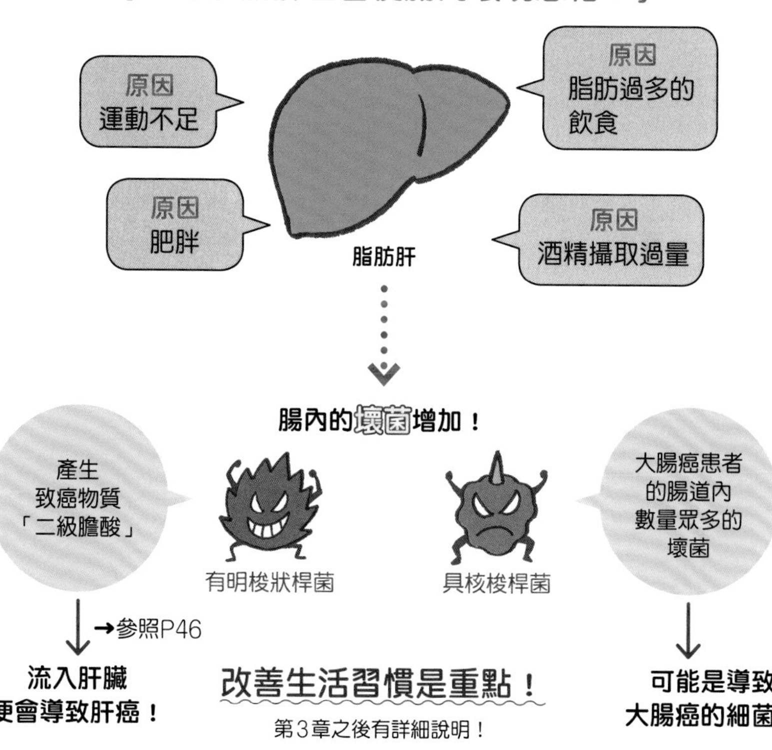
原因
運動不足
原因
脂肪過多的飲食
原因
肥胖
原因
酒精攝取過量
脂肪肝
腸內的壞菌增加！
產生致癌物質「二級膽酸」
有明梭狀桿菌
具核梭桿菌
大腸癌患者的腸道內數量眾多的壞菌
→參照P46
流入肝臟便會導致肝癌！
改善生活習慣是重點！
第3章之後有詳細說明！
可能是導致大腸癌的細菌！

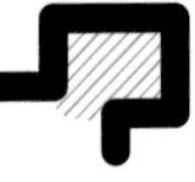

9 肥胖會傳染!?可怕的肥胖細菌「厚壁菌」

許多人都有肥胖的困擾，其中有些人雖然試過飲食控制或運動，卻不太容易瘦下來。這種時候，或許就是腸內的「肥胖細菌」在干擾你的減肥。

這種被稱為肥胖細菌的「厚壁菌」菌群在腸內占的比例越高，就越容易變胖。

厚壁菌是一種伺機菌，它的特色是會吸收過多的營養素。連平常不容易吸收的膳食纖維都能被厚壁菌分解，說得誇張一點，就像「喝水也會變胖」的人一樣。

如同先前所說的，在無菌狀態下出生的嬰兒，會經由父母及婦產科醫生等最先接觸到的人感染腸內細菌。如果首先接觸到的人是屬於厚壁菌較多的肥胖體質，嬰兒也會因為感染厚壁菌而變成容易發胖的體質。在美國也有數據顯示，由肥胖的婦產科醫生接生的嬰兒之中，許多嬰兒也都有肥胖體質。

另一方面，體型偏瘦的人腸道內的「類桿菌」比例較高，他們有著即使吃多也不容易變胖的體質。

肥胖體質是由「初次接觸」決定的？

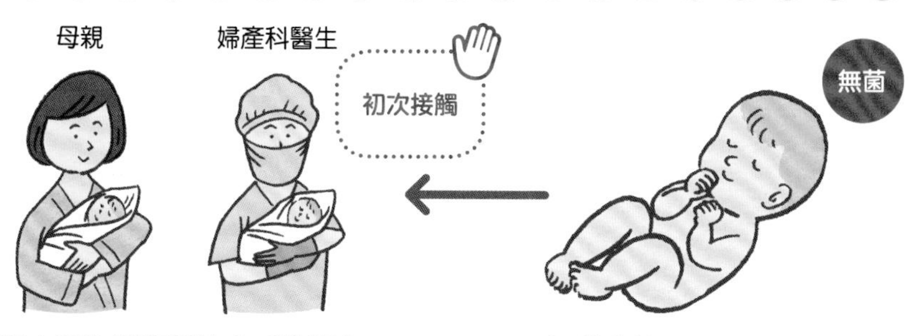

經由最先接觸到的人感染腸內細菌！

無菌狀態下出生的嬰兒

初次接觸的人的腸內細菌傾向
會直接傳遞給嬰兒！

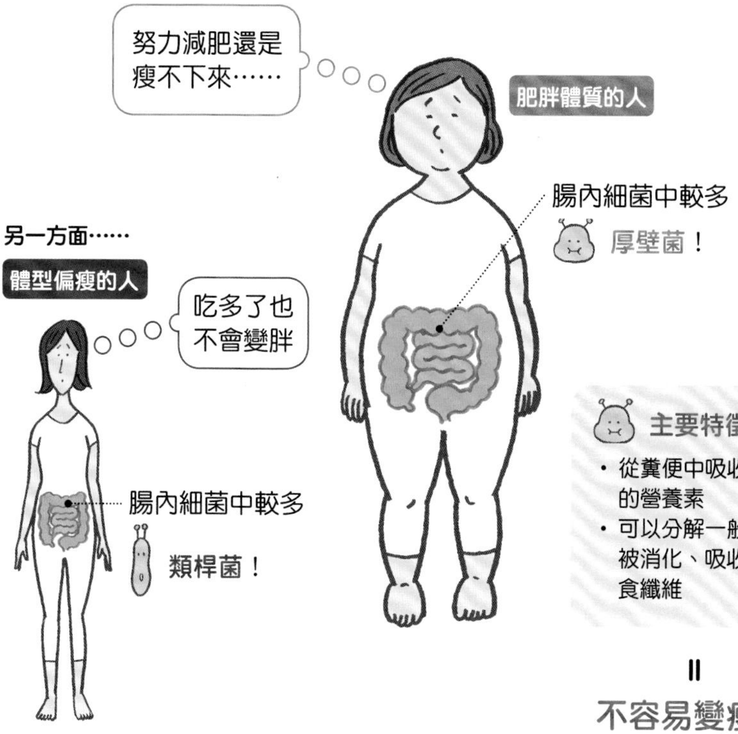

努力減肥還是瘦不下來……

肥胖體質的人

腸內細菌中較多

厚壁菌！

另一方面……

體型偏瘦的人

吃多了也不會變胖

腸內細菌中較多

類桿菌！

主要特徵

- 從糞便中吸收過多的營養素
- 可以分解一般無法被消化、吸收的膳食纖維

＝

不容易變瘦！

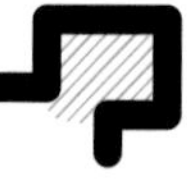

10

「憂鬱症及自閉症」也是因為腸內環境造成的!?

以前，還沒有能有效抑制胃酸的藥來治療胃潰瘍時，是利用手術切斷連結大腦及胃部的迷走神經，藉此來抑制胃酸分泌，這種手術名為「迷走神經切斷術」。大腦和胃部，還有大腦和腸道之間的關係被切斷後，觀察後續發展發現，罹患帕金森氏症及失智症的人並不多。由此可見，大腦和腸道之間確實是有關聯的。

如今，我們發現大腸中有一種名叫「突觸核蛋白（Synuclein）」的蛋白質，一旦這種蛋白質過剩，經由迷走神經在大腦內部蓄積，就會造成帕金森氏症及失智症（路易氏體失智症）。

而日本東北大學的研究團隊針對憂鬱症的治療，使用了絕食療法。試圖利用絕食對身心施加強力的負荷，藉以重新調整神經、內分泌系統及免疫機能，讓身心恢復健康。

也有研究數據顯示，憂鬱症、自閉症及帕金森氏症的患者多有便祕的問題，相信腸內環境與大腦關係的相關研究，在未來會有更多的進展。

去看身心科之前，或許可以試著先從整頓腸內環境開始。

「腦腸軸線」系統也會對心理產生影響

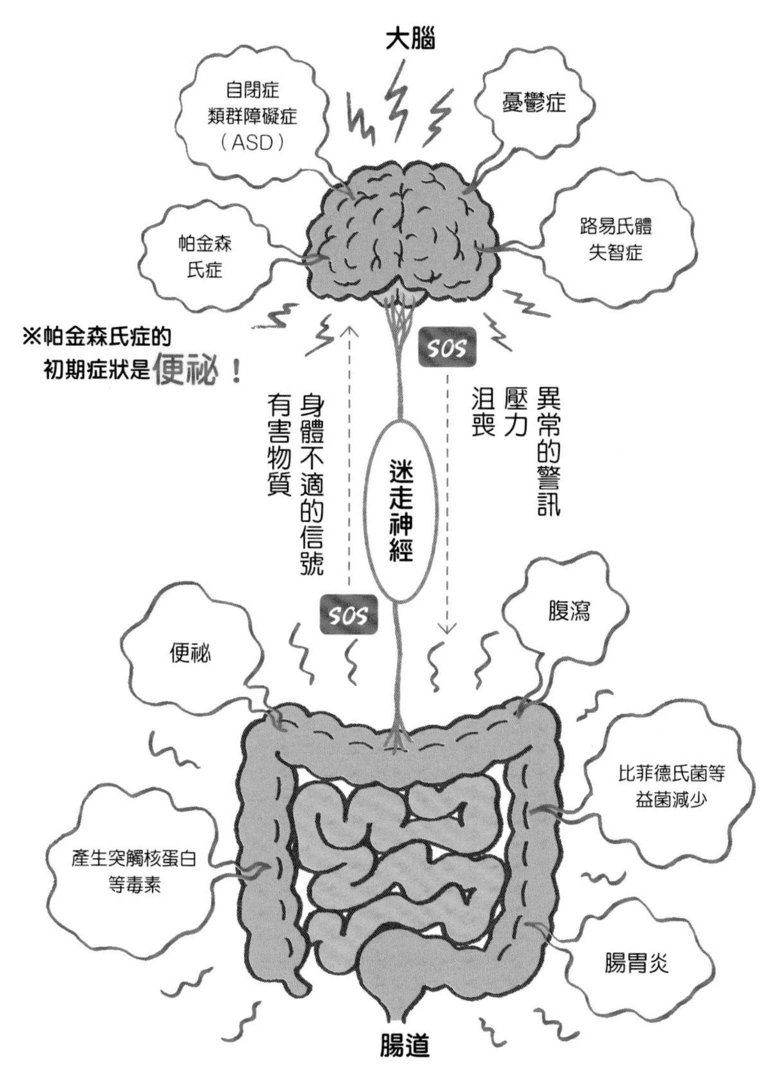

大腦與腸道會相互影響

在腸內產生的毒素與神經傳導物質、蛋白質等被送到大腦後，便會影響大腦的機能。此外，憂鬱症及自閉症等疾病的患者，也大多都有便祕及腹瀉的症狀，由此可見，大腦與腸道是會相互影響的。

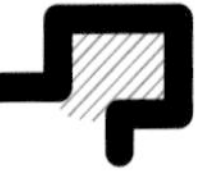

11 「容易滲漏的腸子」什麼是腸漏症？

隨著腸道老化，腸內環境也會開始惡化，氣體變得容易囤積在內部，使得腸子必須不斷地伸縮，因而造成很大的負擔。如此一來，腸黏膜細胞也會開始疲乏，細胞之間的連結也會變得殘破不堪。正常的腸黏膜具有阻隔病原菌及未消化的蛋白質進入血管的功能，但是當腸黏膜細胞處於疲乏的狀態時，原本應該被阻隔的病原菌等就會趁虛而入。這種腸黏膜的過濾機能處於異常的狀態，便稱為「腸漏症（Leaky Gut Syndrome）」。

腸漏症會使造成肝癌的LPS毒素流入血液中，沒有被過濾掉的過敏原等也會使免疫細胞開始攻擊自己的身體，增加罹患自[※]體免疫性疾病的風險。換句話說，免系機能下降就容易發生各種感染症及過敏症狀。

想改善這種症狀的話，可以多吃一些含有Omega-3系列油脂的青背魚，以及具有抗氧化作用的黃綠色蔬菜等，同時要避免攝取酒精、咖啡因，以及含有麩質（存在小麥等食物中）等容易引起發炎症狀的食品。

※因為免疫系統異常而使免疫細胞攻擊自身正常細胞的疾患。

腸黏膜的過濾機能異常！

正常的腸黏膜

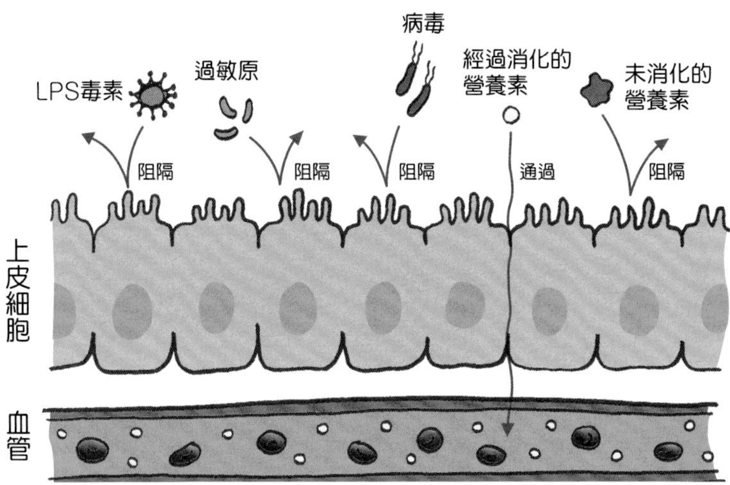

除了經過消化的營養素之外，毒素、病毒、過敏原、未消化的營養素等有害物質，都會被腸黏膜（上皮細胞）阻隔在外。

罹患腸漏症的腸黏膜

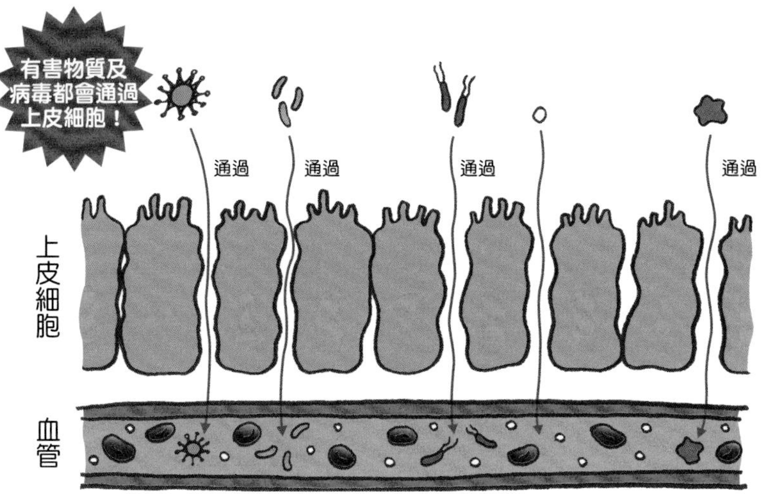

腸黏膜之間的連結被破壞，導致毒素、病毒、過敏原、未消化的營養素等有害物質流入血管內，降低免疫機能。

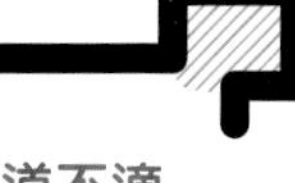

腸道不適

12 半數日本人都無法產生美肌元素「雌馬酚」!?

營養素的供給或荷爾蒙分泌等，都是在製造美肌時必須正常保有的腸道機能。

腸道菌群失去平衡，導致壞菌增加時，生成「酚類」這種有害物質的細菌也會增加。酚類會從腸道隨著血液循環流至皮膚並蓄積，對表皮細胞帶來不好的影響，造成肌膚暗沉、乾燥等問題。也就是說，壞菌增加會導致膚況不佳。便祕會使皮膚變粗糙的其中一個原因也是因為酚類。

此外，女性荷爾蒙「雌激素」的減少也會對皮膚造成影響。雌激素可以刺激肌膚的膠原蛋白增生，潤澤肌膚。通常，人體缺乏雌激素的時候，腸內細菌會利用大豆異黃酮製作名為「雌馬酚」的物質來替代雌激素。

但是，約有43％的日本人體內沒有充足的菌種來生產雌馬酚。換句話說，即使攝取了大豆，兩人中就有一人無法自行生產雌馬酚。現在市面上也有販售可以補充雌馬酚的營養補給品，各位不妨試試看。

美肌的天敵「酚類」是什麼呢？

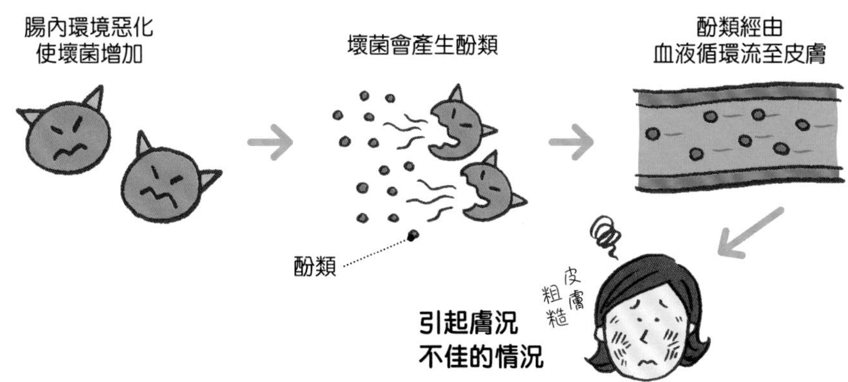
腸內環境惡化
使壞菌增加
壞菌會產生酚類
酚類經由
血液循環流至皮膚
酚類
皮膚
粗糙
引起膚況
不佳的情況

2人中就有1人無法生產美肌元素「雌馬酚」？

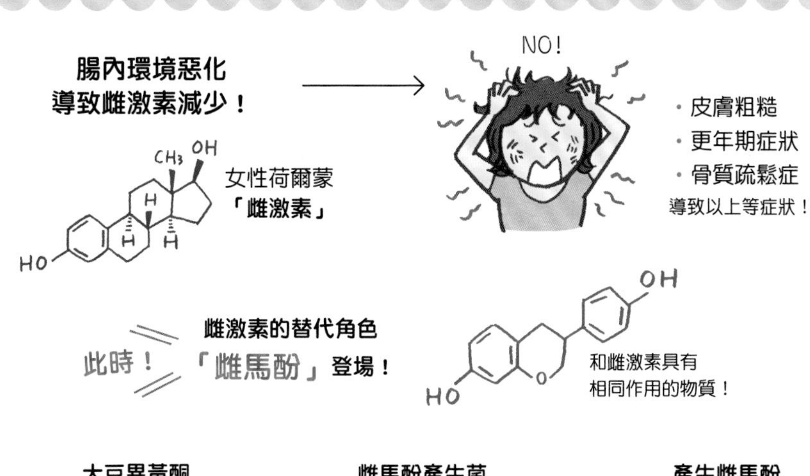
腸內環境惡化
導致雌激素減少！
NO!
・皮膚粗糙
・更年期症狀
・骨質疏鬆症
導致以上等症狀！
CH3
OH
H
H
H
HO
女性荷爾蒙
「雌激素」
此時！
雌激素的替代角色
「雌馬酚」登場！
OH
O
HO
和雌激素具有
相同作用的物質！

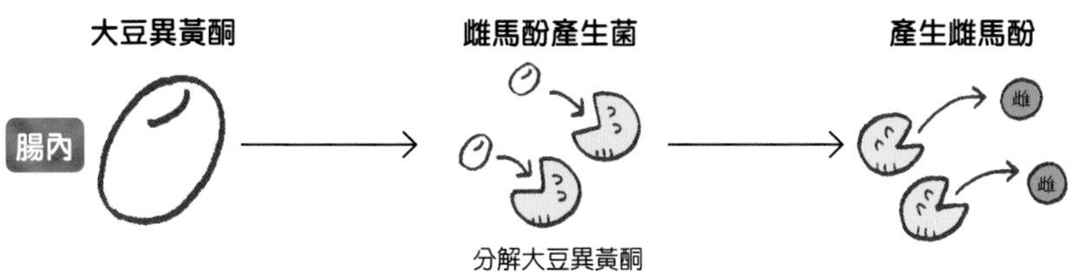
大豆異黃酮
腸內
雌馬酚產生菌
分解大豆異黃酮
產生雌馬酚
雌
雌

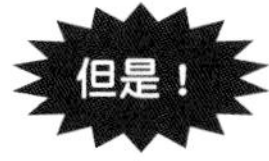
但是！

可以利用（雌馬酚產生菌）製造雌馬酚的日本人僅有約43%！

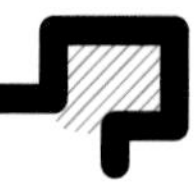

13 自律神經失調會導致壞菌增加！

空腹時肚子會發出聲音，這是因為腸子在大幅收縮，清理亂糟糟的腸內環境。這個動作稱為「MMC（複合位移運動）」，會使用具有殺菌效果的消化液來處理壞菌，藉以整頓環境。

腸道的蠕動是由腸道神經自主地控制其動作，接著再由和腸道神經連動的自律神經發出指令。

當人體處於興奮狀態或是正在活動時，自律神經中的交感神經作用會抑制腸道蠕動；反之，當人體放鬆時副交感神經會占優勢，腸道運作會趨於活躍。

不過，壓力或是不健康的生活習慣等會造成自律神經失調，導致無法正常地控制腸道運作。剛剛提到的MMC機能也無法發揮正常作用，不能充分地消滅壞菌，達到抑菌效果。如此一來，腸道菌群的壞菌比例自然就會增加，令身體感到不適。

因此，一旦自律神經失調，便會導致腸內的壞菌增加。

自律神經與壞菌之間有什麼關係呢？

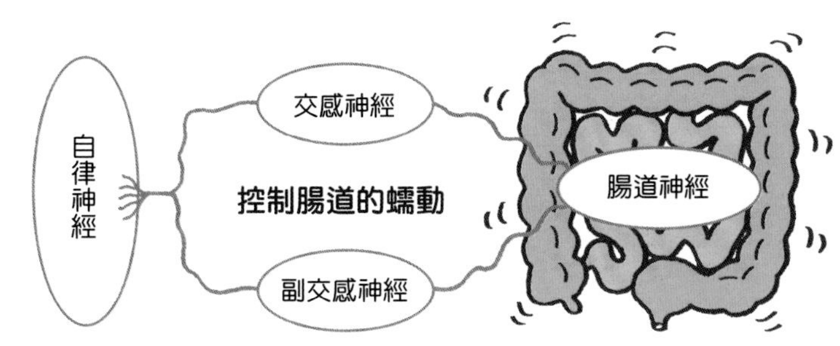
自律神經
交感神經
控制腸道的蠕動
副交感神經
腸道神經

腸道的清掃時間「MMC」

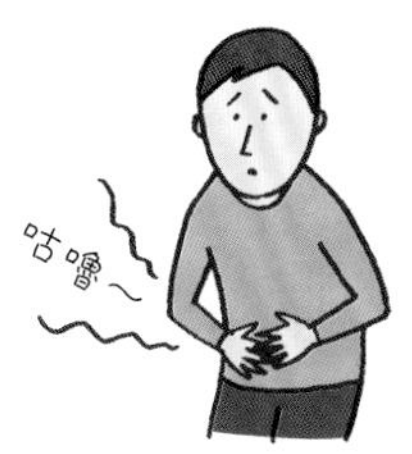
咕嚕～

空腹時

此時的腸內狀況……

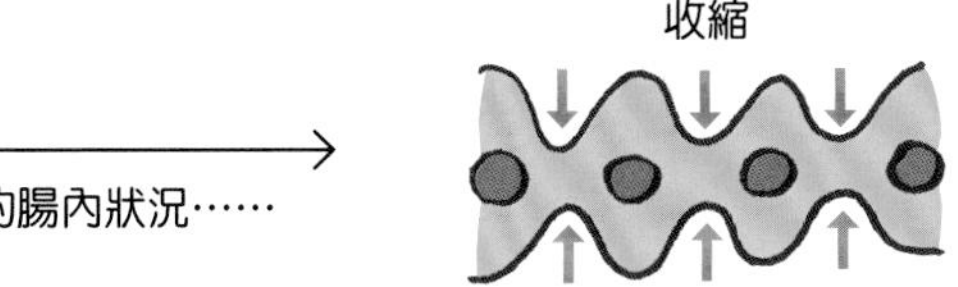
收縮

腸子大幅收縮，以具有殺菌效果的消化液來處理消化物及壞菌。

這個動作稱為「複合位移運動（MMC）」

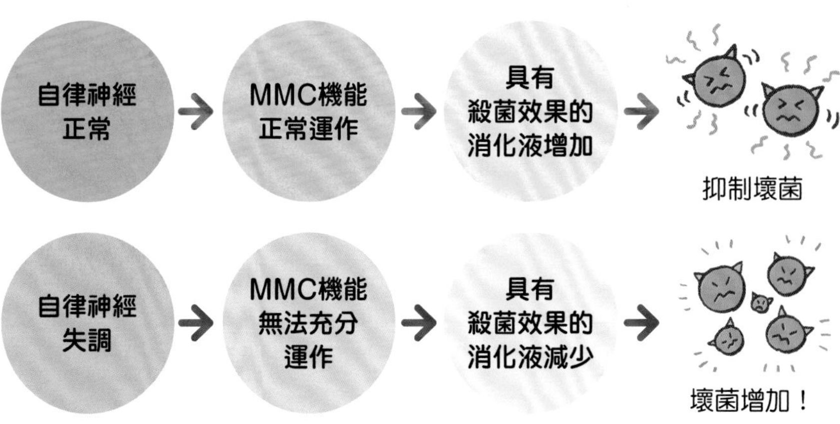
自律神經正常
MMC機能正常運作
具有殺菌效果的消化液增加
抑制壞菌
自律神經失調
MMC機能無法充分運作
具有殺菌效果的消化液減少
壞菌增加！

一旦自律神經失調，無法正常控制腸道活動時，MMC機能就無法充分運作，這會導致壞菌增加。

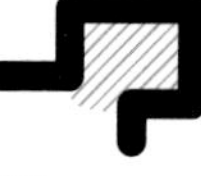

14 小腸內細菌大幅增加！SIBO會造成何種不適？

腸內細菌基本上都是棲息於大腸中。雖然也有一些存在於小腸內，但是和大腸內約100兆個細菌相較之下，小腸內只有約1萬個細菌而已，差距相當懸殊。

不過，近來出現了一種細菌在小腸內部大量增生的疾病，病名叫做「小腸菌叢過度增生（SIBO）」。

SIBO（Small Intestinal Bacterial Overgrowth）是因為老化導致機能低下，以及小腸出口「迴盲瓣（迴盲口）」鬆弛而引起的疾病。原本應該待在大腸的細菌流入小腸中，並且大量增生，使小腸內充滿氣體。然而，小腸本身的構造並無法承受大量的氣體，因此會造成發炎，使腸黏膜受到破壞，引發腸漏症（P60）等症狀。

有數據顯示，過敏性腸症候群的患者中約有80％會併發SIBO，若有長期便祕、腹瀉或腹脹等腸胃不適的狀況，應該要檢查是不是SIBO的問題。

小腸的問題會對全身帶來很大的影響，應該要儘早改善。

什麼是「小腸菌叢過度增生（SIBO）」？

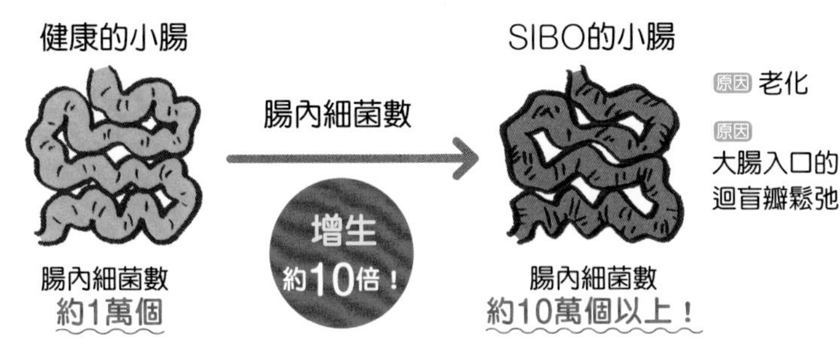

小腸內的細菌過度增生時……

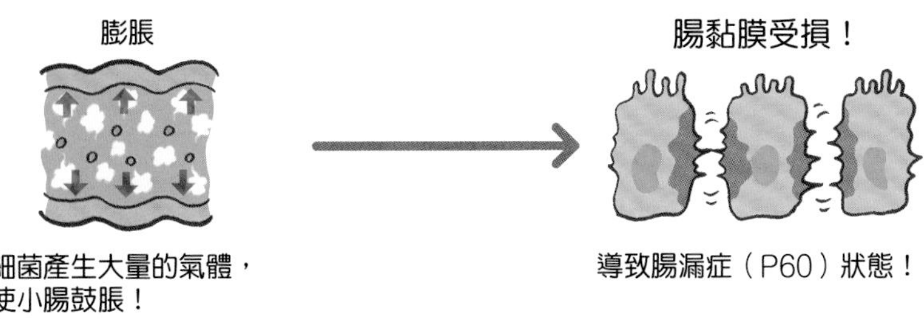

SIBO 會引發各種問題！

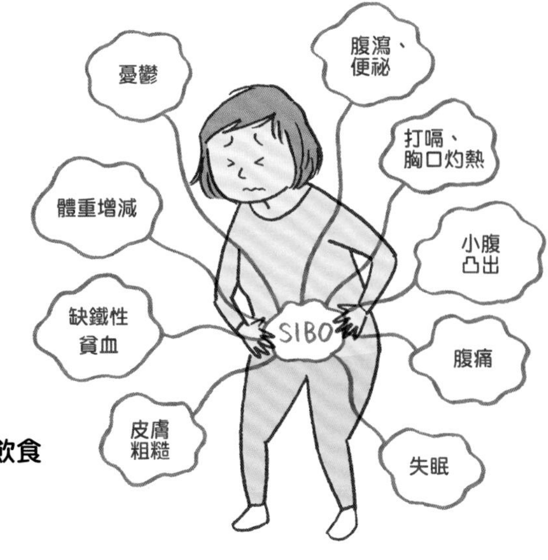

SIBO除了會直接造成便祕、腹瀉等腸道不適之外，也會引發其他器官的嚴重問題。而且因為腦腸軸線的關係，對心理也會帶來不好的影響。

P96之後的低FODMAP飲食可以有效改善這個問題！

一目瞭然的圖表！

不適症狀與腸道的關係

身體的各種不適與疾病
都和腸道有關！
接下來將針對不同的症狀和疾病，
分別以圖表說明它們與腸道之間的
關係、發生原因及與策！

便祕

運動不足或受到強大壓力而使腸道機能低下！

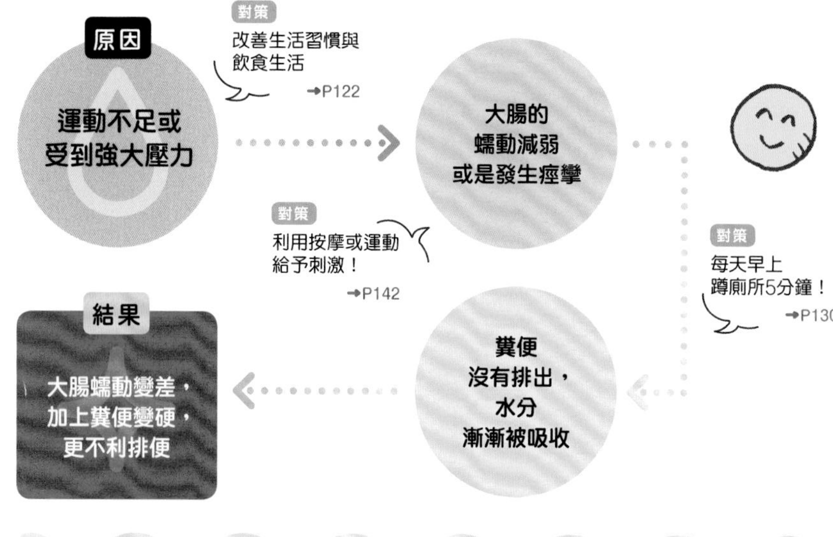
原因
運動不足或受到強大壓力
對策
改善生活習慣與飲食生活
➜P122
大腸的蠕動減弱或是發生痙攣
對策
利用按摩或運動給予刺激！
➜P142
對策
每天早上蹲廁所5分鐘！
➜P130
糞便沒有排出，水分漸漸被吸收
結果
大腸蠕動變差，加上糞便變硬，更不利排便

腹瀉

腸道過度活躍，導致水分吸收不完全！

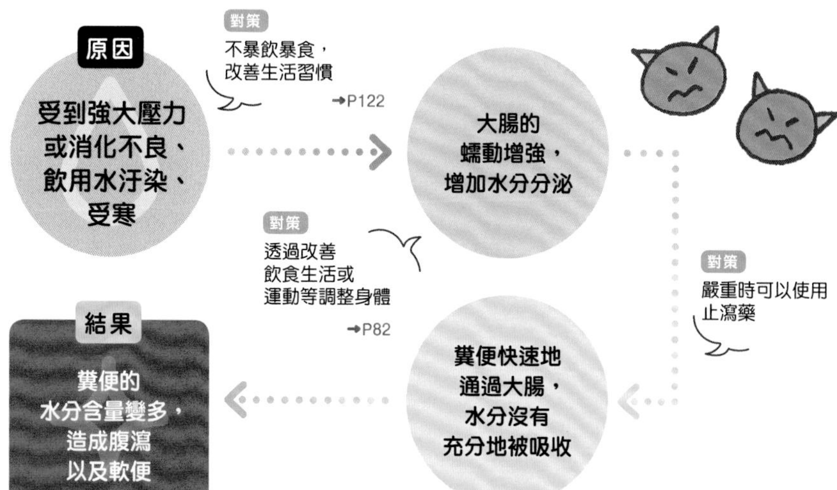
原因
受到強大壓力或消化不良、飲用水汙染、受寒
對策
不暴飲暴食，改善生活習慣
➜P122
大腸的蠕動增強，增加水分分泌
對策
透過改善飲食生活或運動等調整身體
➜P82
對策
嚴重時可以使用止瀉藥
糞便快速地通過大腸，水分沒有充分地被吸收
結果
糞便的水分含量變多，造成腹瀉以及軟便

食慾不振

壓力或腸道不適的情況，對飽食中樞造成刺激！

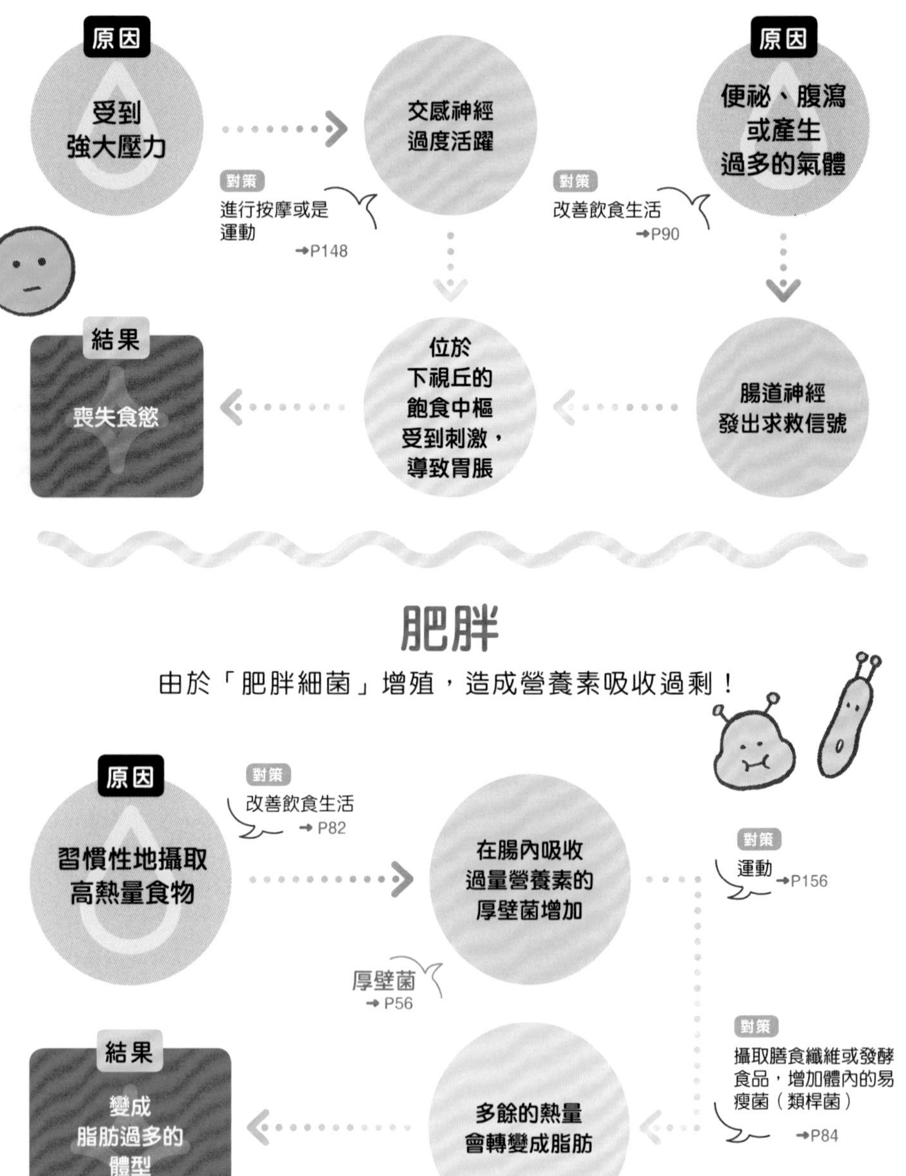

原因
受到
強大壓力
對策
進行按摩或是
運動
➜P148
交感神經
過度活躍
對策
改善飲食生活
➜P90
原因
便祕、腹瀉
或產生
過多的氣體
腸道神經
發出求救信號
位於
下視丘的
飽食中樞
受到刺激，
導致胃脹
結果
喪失食慾

肥胖

由於「肥胖細菌」增殖，造成營養素吸收過剩！

原因
習慣性地攝取
高熱量食物
對策
改善飲食生活
➜P82
在腸內吸收
過量營養素的
厚壁菌增加
厚壁菌
➜P56
對策
運動
➜P156
對策
攝取膳食纖維或發酵
食品，增加體內的易
瘦菌（類桿菌）
➜P84
多餘的熱量
會轉變成脂肪
結果
變成
脂肪過多的
體型

※容易產生甲烷氣體的人多有肥胖傾向，其中許多人患有代謝症候群或有便祕症狀（容易產生氫氣的人則為偏瘦體型，而且多有腹瀉情況）。

生理痛

腸內環境惡化及女性荷爾蒙分泌低下！

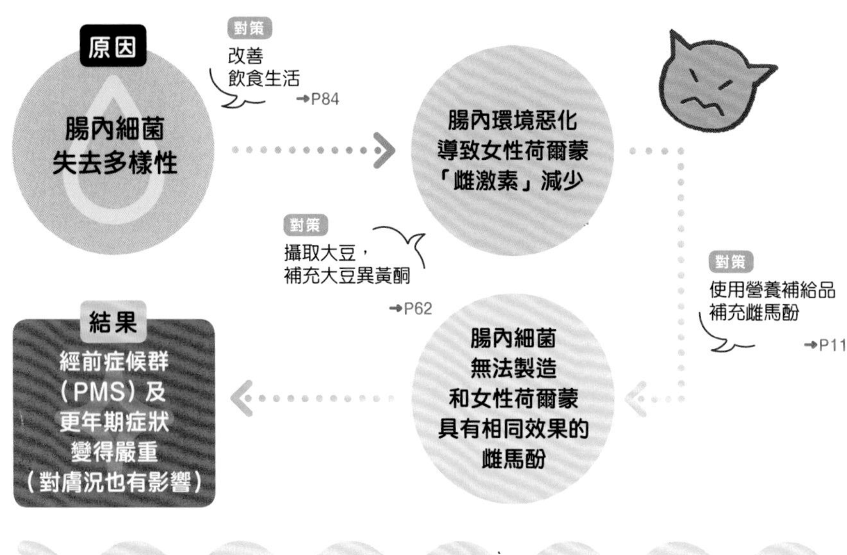

皮膚粗糙

壞菌增加，導致有害物質蓄積在皮膚！

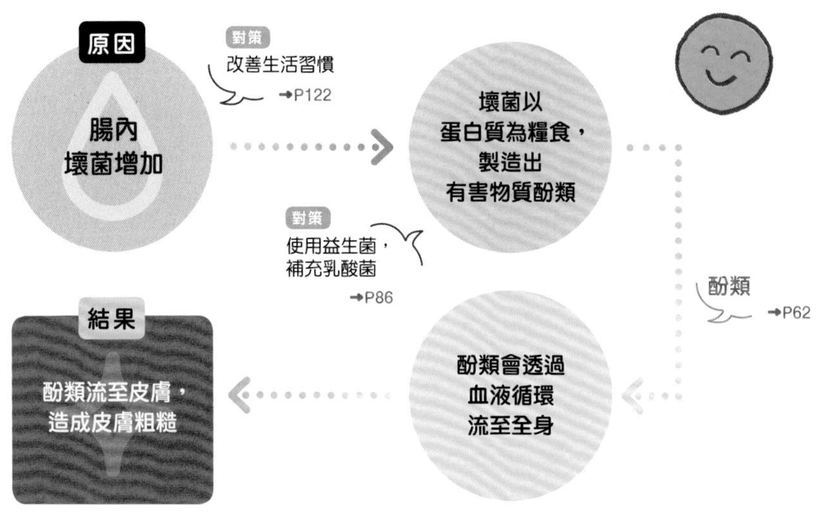

浮腫、手腳冰冷

壞菌增加，導致血液循環不良！

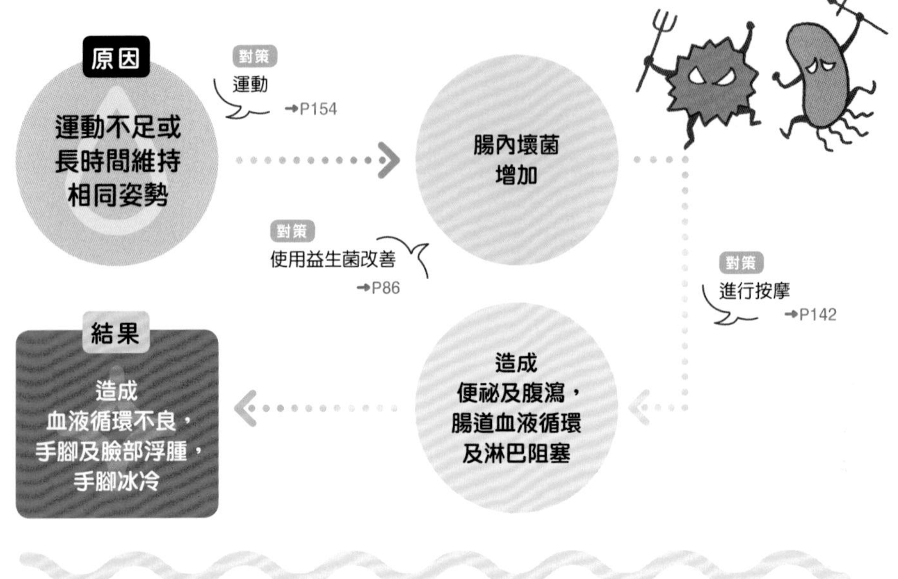
原因
運動不足或長時間維持相同姿勢
對策
運動
➜P154
腸內壞菌增加
對策
使用益生菌改善
➜P86
對策
進行按摩
➜P142
造成便祕及腹瀉，腸道血液循環及淋巴阻塞
結果
造成血液循環不良，手腳及臉部浮腫，手腳冰冷

腰痛

腸道神經的求救信號令周遭的肌肉緊繃！

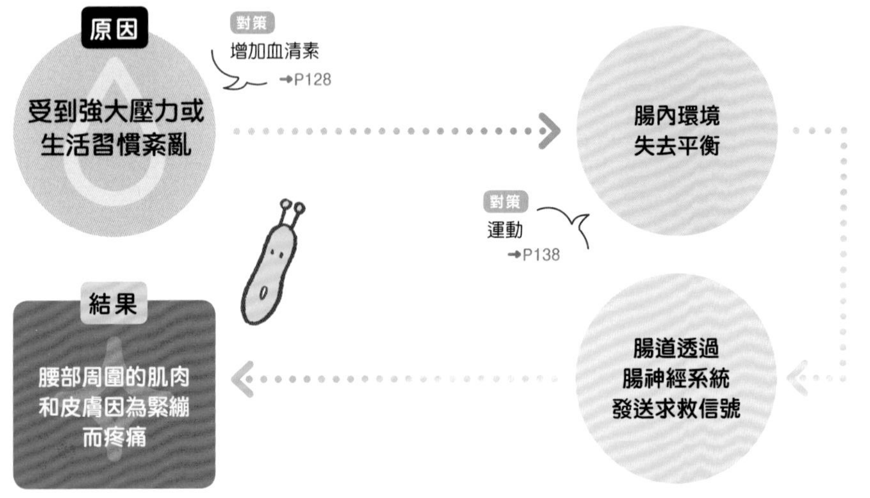
原因
受到強大壓力或生活習慣紊亂
對策
增加血清素
➜P128
腸內環境失去平衡
對策
運動
➜P138
腸道透過腸神經系統發送求救信號
結果
腰部周圍的肌肉和皮膚因為緊繃而疼痛

肩膀僵硬

腸道發出求救信號導致不良姿勢，進而對肩膀造成負擔！

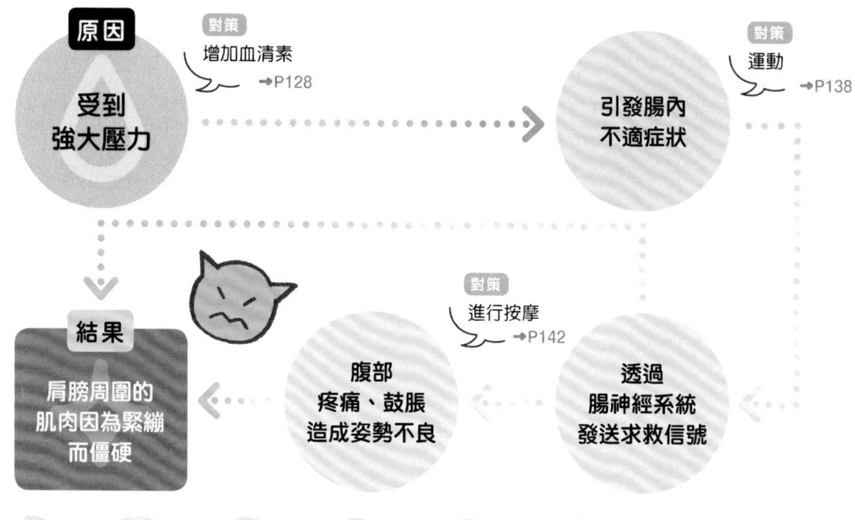
原因
受到
強大壓力
對策
增加血清素
➜P128
引發腸內
不適症狀
對策
運動
➜P138
透過
腸神經系統
發送求救信號
對策
進行按摩
➜P142
腹部
疼痛、鼓脹
造成姿勢不良
結果
肩膀周圍的
肌肉因為緊繃
而僵硬

失眠

腸內感到不適導致自律神經失調，影響睡眠！

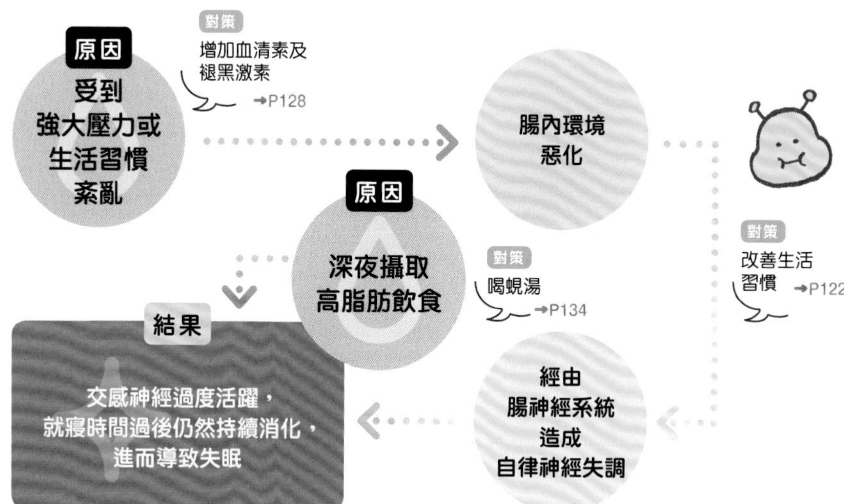
原因
受到
強大壓力或
生活習慣
紊亂
對策
增加血清素及
褪黑激素
➜P128
腸內環境
惡化
對策
改善生活
習慣
➜P122
經由
腸神經系統
造成
自律神經失調
對策
喝蜆湯
➜P134
原因
深夜攝取
高脂肪飲食
結果
交感神經過度活躍，
就寢時間過後仍然持續消化，
進而導致失眠

慢性疲勞

腸內環境惡化，導致體內活性氧增加！

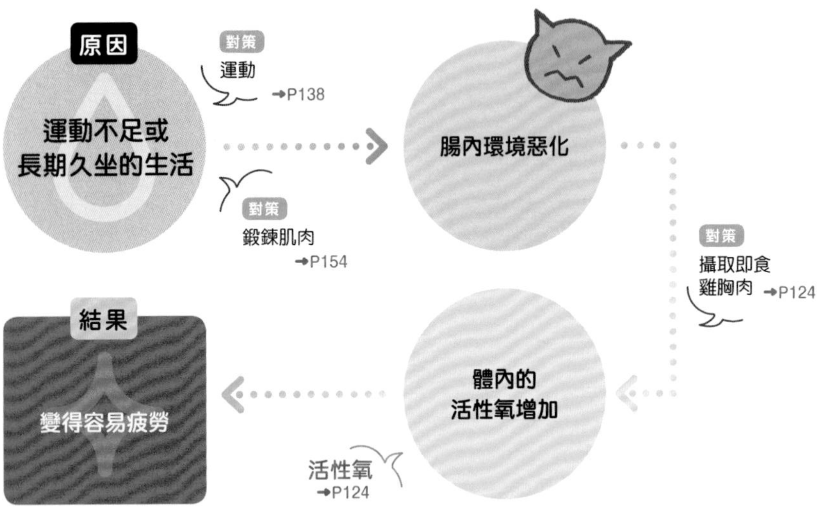
原因
運動不足或
長期久坐的生活
對策
運動
➜P138
對策
鍛鍊肌肉
➜P154
腸內環境惡化
對策
攝取即食
雞胸肉 ➜P124
體內的
活性氧增加
活性氧
➜P124
結果
變得容易疲勞

焦躁

血清素分泌不足，興奮型神經傳導物質過剩！

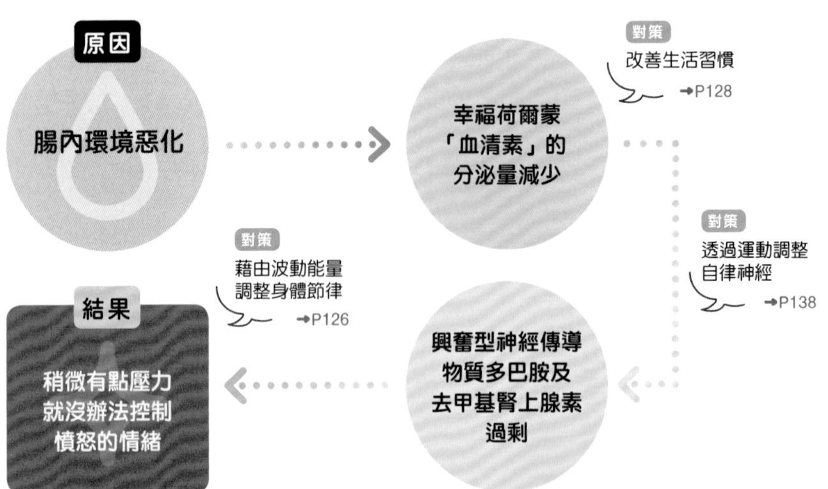
原因
腸內環境惡化
對策
改善生活習慣
➜P128
幸福荷爾蒙
「血清素」的
分泌量減少
對策
透過運動調整
自律神經
➜P138
興奮型神經傳導
物質多巴胺及
去甲基腎上腺素
過剩
對策
藉由波動能量
調整身體節律
➜P126
結果
稍微有點壓力
就沒辦法控制
憤怒的情緒

無精打采、憂鬱

血清素分泌過剩，抑制興奮型神經傳導物質！

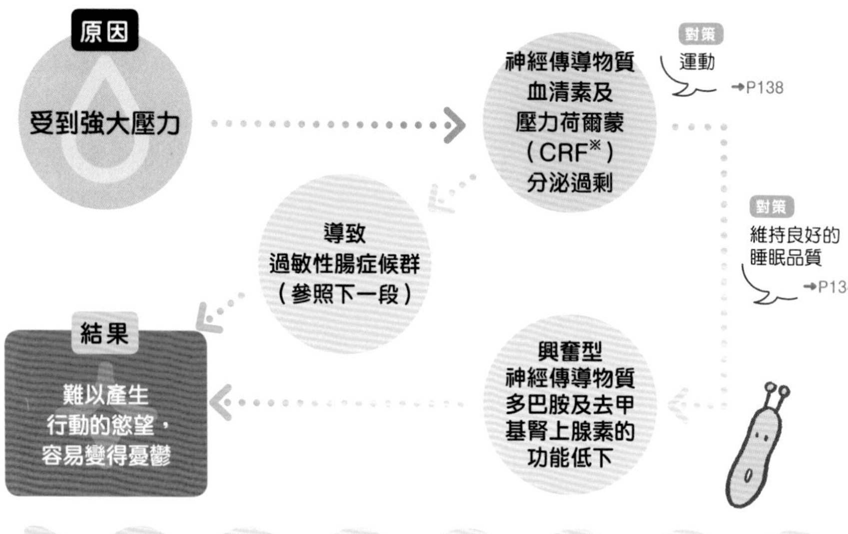
原因
受到強大壓力
神經傳導物質
血清素及
壓力荷爾蒙
（CRF※）
分泌過剩
對策
運動
➜P138
導致
過敏性腸症候群
（參照下一段）
對策
維持良好的
睡眠品質
➜P134
結果
難以產生
行動的慾望，
容易變得憂鬱
興奮型
神經傳導物質
多巴胺及去甲
基腎上腺素的
功能低下

過敏性腸症候群

血清素分泌過剩，造成腸道蠕動異常！

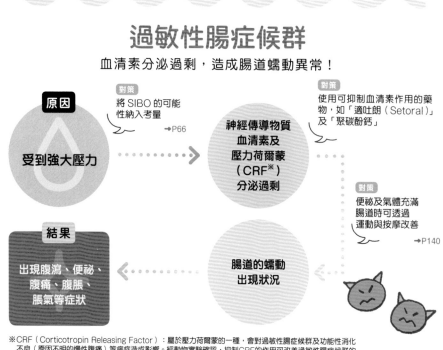

原因

受到強大壓力

對策

將SIBO的可能性納入考量

➜P66

神經傳導物質血清素及壓力荷爾蒙（CRF※）分泌過剩

對策

使用可抑制血清素作用的藥物，如「適吐朗（Setoral）」及「聚碳酚鈣」

對策

便祕及氣體充滿腸道時可透過運動與按摩改善

➜P140

腸道的蠕動出現狀況

結果

出現腹瀉、便祕、腹痛、腹脹、脹氣等症狀

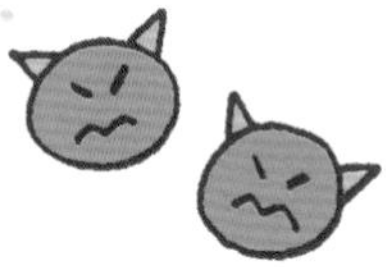

※CRF（Corticotropin Releasing Factor）：屬於壓力荷爾蒙的一種，會對過敏性腸症候群及功能性消化不良（原因不明的慢性腹痛）等病症造成影響。經動物實驗確認，抑制CRF的作用可改善過敏性腸症候群的症狀。

花粉症等過敏症

腸內細菌失去平衡，導致免疫力下降！

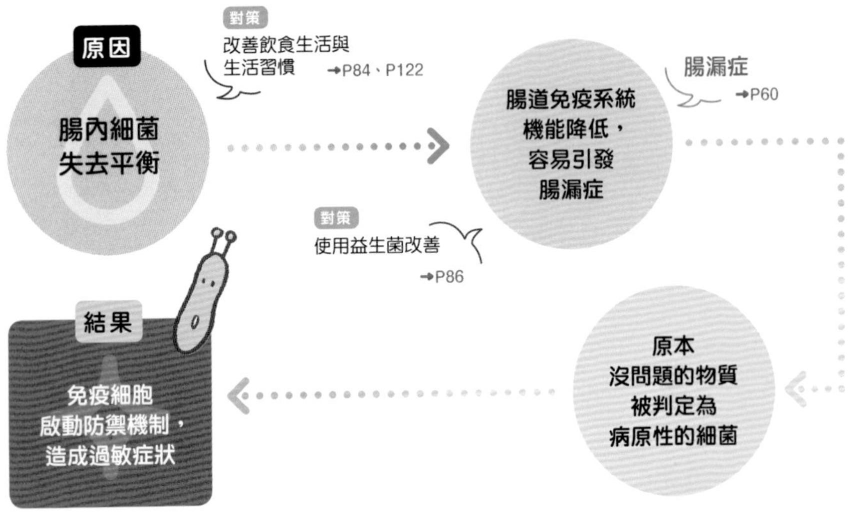
原因
腸內細菌
失去平衡
對策
改善飲食生活與
生活習慣
→P84、P122
腸道免疫系統
機能降低，
容易引發
腸漏症
腸漏症
→P60
對策
使用益生菌改善
→P86
原本
沒問題的物質
被判定為
病原性的細菌
結果
免疫細胞
啟動防禦機制，
造成過敏症狀

手足口病等感染症

免疫機能降低，容易受到外敵攻擊！

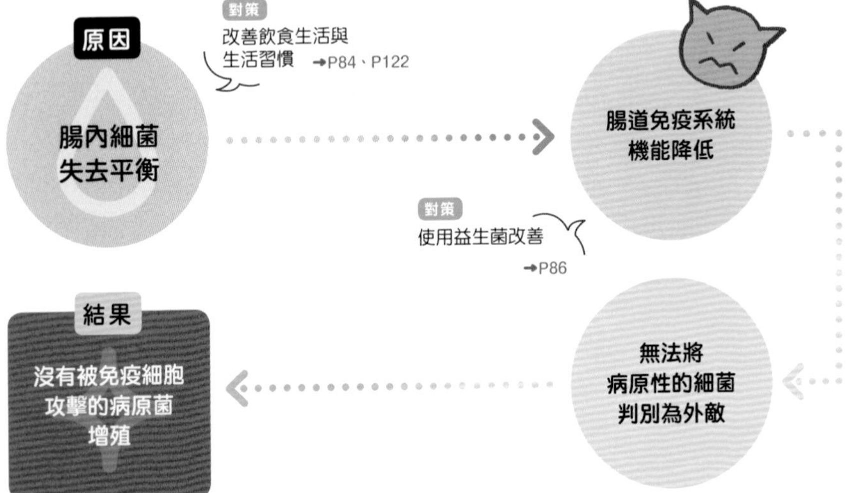
原因
腸內細菌
失去平衡
對策
改善飲食生活與
生活習慣
→P84、P122
腸道免疫系統
機能降低
對策
使用益生菌改善
→P86
無法將
病原性的細菌
判別為外敵
結果
沒有被免疫細胞
攻擊的病原菌
增殖

SIBO（小腸菌叢過度增生）

小腸內的細菌大幅增加，產生大量氣體！

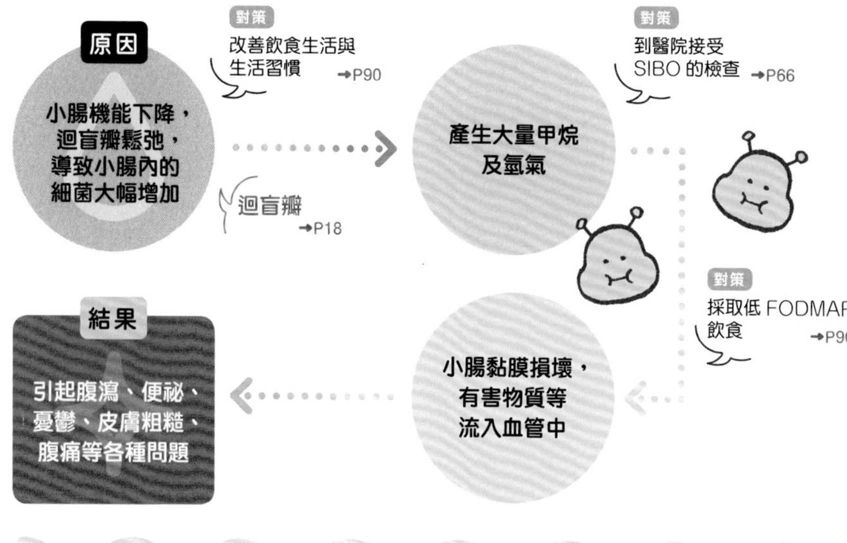
原因
小腸機能下降，
迴盲瓣鬆弛，
導致小腸內的
細菌大幅增加
對策
改善飲食生活與
生活習慣
→P90
迴盲瓣
→P18
產生大量甲烷
及氫氣
對策
到醫院接受
SIBO 的檢查
→P66
對策
採取低 FODMAP
飲食
→P96
小腸黏膜損壞，
有害物質等
流入血管中
結果
引起腹瀉、便祕、
憂鬱、皮膚粗糙、
腹痛等各種問題

癌症

壞菌增加，有害的致癌物質也會隨之增加！

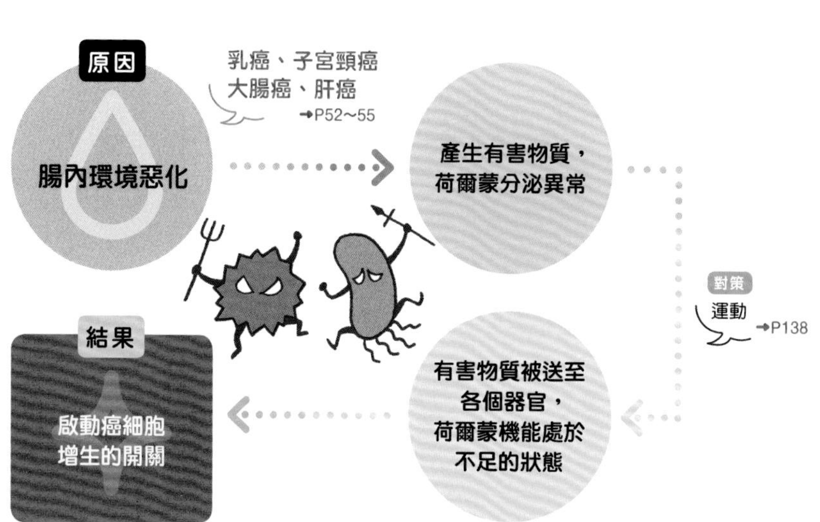
原因
腸內環境惡化
乳癌、子宮頸癌
大腸癌、肝癌
→P52～55
產生有害物質，
荷爾蒙分泌異常
對策
運動
→P138
有害物質被送至
各個器官，
荷爾蒙機能處於
不足的狀態
結果
啟動癌細胞
增生的開關

失智症（阿茲海默型）

腸內細菌失去多樣性，在腦部蓄積致病物質！

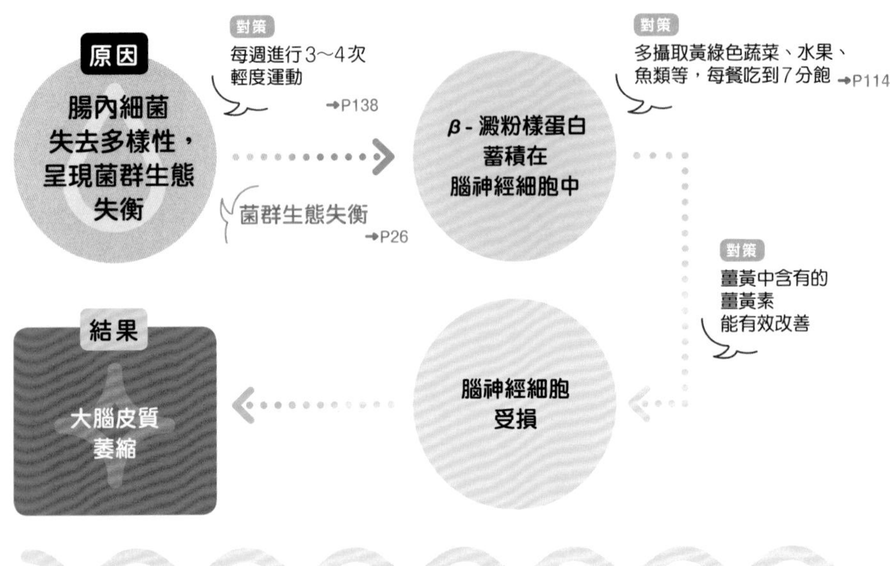

原因
腸內細菌失去多樣性，呈現菌群生態失衡
對策
每週進行3～4次輕度運動
→P138
菌群生態失衡
→P26
β-澱粉樣蛋白蓄積在腦神經細胞中
對策
多攝取黃綠色蔬菜、水果、魚類等，每餐吃到7分飽
→P114
對策
薑黃中含有的薑黃素能有效改善
腦神經細胞受損
結果
大腦皮質萎縮

高血壓

因為乳酸菌減少，導致自體免疫系統傷害血管！

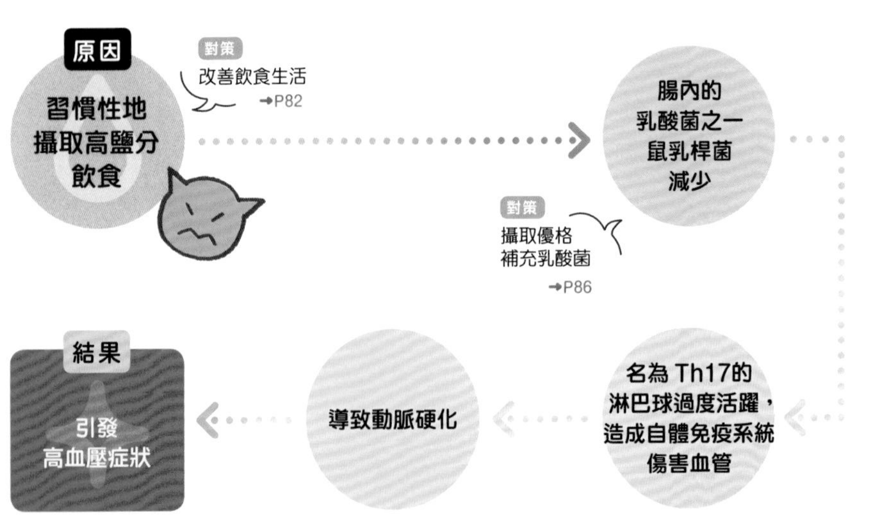

原因
習慣性地攝取高鹽分飲食
對策
改善飲食生活
→P82
腸內的乳酸菌之一鼠乳桿菌減少
對策
攝取優格補充乳酸菌
→P86
名為Th17的淋巴球過度活躍，造成自體免疫系統傷害血管
導致動脈硬化
結果
引發高血壓症狀

動脈硬化（粥狀硬化）

腸內細菌的代謝物造成膽固醇沉積在血管裡！

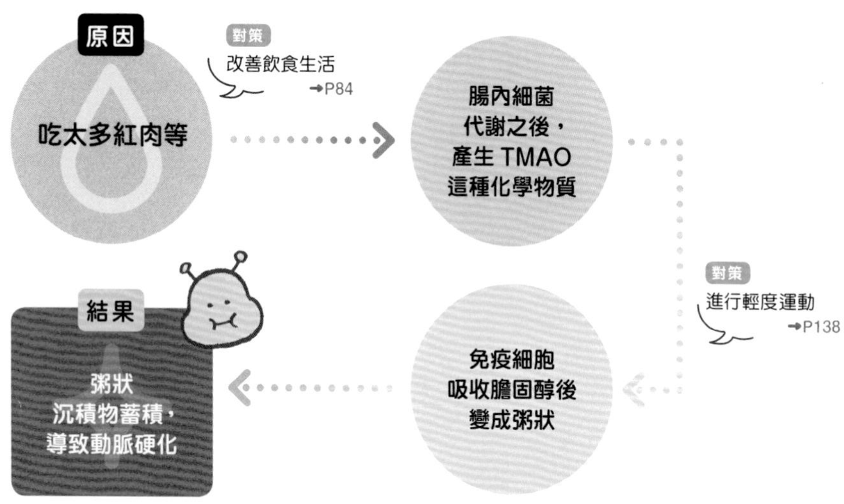
原因
吃太多紅肉等
對策
改善飲食生活
➜P84
腸內細菌
代謝之後，
產生 TMAO
這種化學物質
對策
進行輕度運動
➜P138
免疫細胞
吸收膽固醇後
變成粥狀
結果
粥狀
沉積物蓄積，
導致動脈硬化

糖尿病

經由腸道產生脂肪肝，進而發展成高血糖！

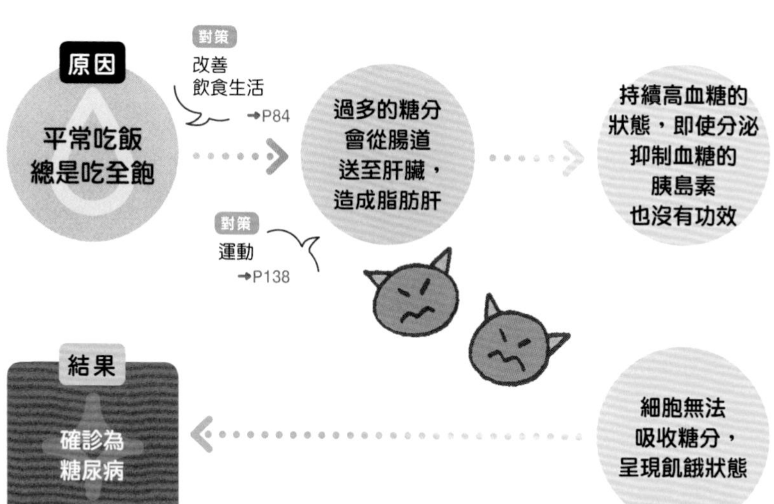
原因
平常吃飯
總是吃全飽
對策
改善
飲食生活
➜P84
過多的糖分
會從腸道
送至肝臟，
造成脂肪肝
對策
運動
➜P138
持續高血糖的
狀態，即使分泌
抑制血糖的
胰島素
也沒有功效
細胞無法
吸收糖分，
呈現飢餓狀態
結果
確診為
糖尿病

COLUMN 2

什麼時候該去醫院呢？

年紀大的人通常都很能忍耐，經常會輕忽症狀，心想「只不過是便祕和拉肚子」，許多案例都是拖到「上廁所時大量出血」這種嚴重的狀態，才會到醫院就診。

不去醫院的其中一個原因，是不是因為「**不知道這種症狀是否需要到醫院檢查**」呢？以下將為各位解說**如何判斷是否該前往醫院檢查**。

首先，可以先檢查糞便的狀態。排出血便時，有人可能會懷疑是不是只是痔瘡出血。這種時候，有可能是痔瘡併發大腸癌，因此**若出現血便的情況，建議立即前往醫療機構就診**。特別是大腸癌具有明顯的遺傳傾向，**如果親屬中有大腸癌的患者更要多加留意**。還有，**糞便的顏色若為紅色，應該是大腸（下消化道）出血；若是黑色，則為胃部或十二指腸（上消化道）出血**。總而言之，要記得「排出血便時，請立即就診」。

便祕時，若排便後**仍有「殘便感」就要多加注意**，有罹患直腸癌的可能性，保險起見還是到醫院接受檢查比較好。

腹瀉的情況若持續了1個月，建議最好前往醫院檢查。40歲以上的人罹癌機率會增加，年輕人則是有罹患克隆氏症或潰瘍性大腸炎的可能性，建議到醫院接受內視鏡檢查等。

腹痛的就醫標準也是大約1個月。腸道問題引起的疼痛感會因為蠕動的影響，**而有時好時壞的「間歇性疼痛」症狀**。若此情況持續1個月，就應該到醫院檢查。

第3章

用飲食改善！讓腸道活化的飲食生活

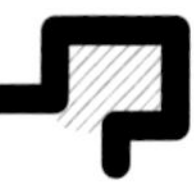

1

飲食是腸內細菌的重要搭檔

腸內環境十分纖細敏感，隨著年齡增加就容易失去平衡。特別是飲食這方面，對腸內環境的影響甚深。在認識促進腸道健康的飲食生活之前，必須先了解飲食和腸內環境之間的關係。

首先，進入腸道的食物會成為腸內細菌的糧食，經過發酵、分解後再轉變為身體容易吸收的物質。在這個過程中所產生的物質，會因為飲食內容而有所不同，並對身體產生影響。

對身體有益的益菌，喜歡的是營養均衡的飲食。像是蔬菜、水果等進入腸道後，就會產生乳酸、酪酸及維生素B群等對身體有益的物質。反之，對身體有害的壞菌，喜歡的則是過度攝取高脂肪、高熱量的不均衡飲食。這些食物代謝後會產生氨※、胺及二級膽酸（P46）等有害物質。

人從出生到死亡的過程中，腸內細菌都是靠腸道內的食物維生，也就是說，飲食是能左右腸內細菌好壞的重要搭檔。因此，我們應該時常關注自己的飲食生活，抑制壞菌繁殖，促進腸道機能。

※氨與胺是糞便臭味的來源。

飲食生活與腸道的關係

STEP1 吃東西

腸內細菌會接收不斷進入腸道的食物。

STEP2 成為腸內細菌的糧食

讓進入腸道內的食物發酵並加以分解。

STEP3 產生出各種物質

由腸內細菌製成容易被身體吸收的物質。

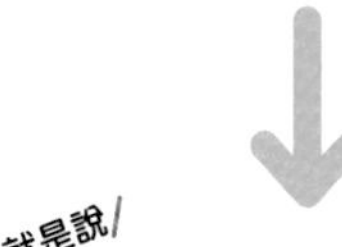

也就是說 飲食生活對身體的影響很大

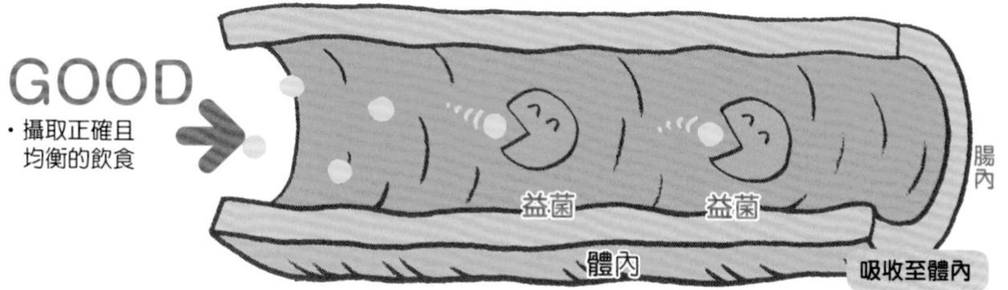

有益物質 ＜ 維生素B群、乳酸、酪酸、乙酸、丙酸等

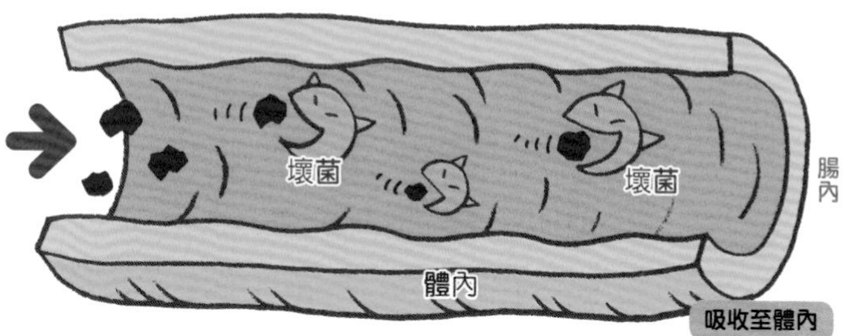

有害物質 ＜ 氨、胺、二級膽酸、硫化氫等

飲食生活對腸內環境而言很重要！

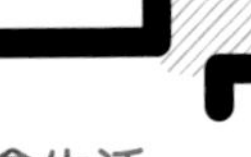

飲食生活 2

打造健康腸道的「4大食品」有哪些呢？

健康的腸道菌群應該呈現怎樣的狀態呢？一般可能會認為益菌越多越好，不過光是益菌所占比例大於壞菌是不夠的。

腸道健康的條件，是腸內細菌的種類應該呈現多樣化。腸內細菌的種類越多，腸道黏膜的防禦機能就越高，對抗外部入侵的細菌及病毒的免疫力也會提升。同時也有數據顯示，腸內細菌種類豐富的人，罹患大腸癌、肝臟疾病及乳癌等的風險較低。

另一方面，若腸內培養的細菌都是一些相似的種類，將會使腸道菌群的種類受限，造成菌群生態失衡。當腸道處於這種狀態時，腸黏膜的防禦機能就會衰退，使免疫力下降。

想要培養健康的腸道，就要設法增加一天之中攝取的食品種類，吃什麼尤其重要，所以這裡要向各位介紹4種有助於培養益菌的得力助手：「發酵食品」、「水溶性膳食纖維」、「寡糖」、「EPA與DHA」。食品種類增加，作為腸內細菌養分來源的營養素種類也會跟著增加，讓各式各樣的腸內細菌都能活躍地作用。

腸道的得力助手！促進益菌生長的食品 BEST 4

抑制壞菌增殖

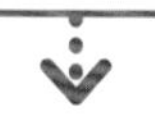

發酵食品

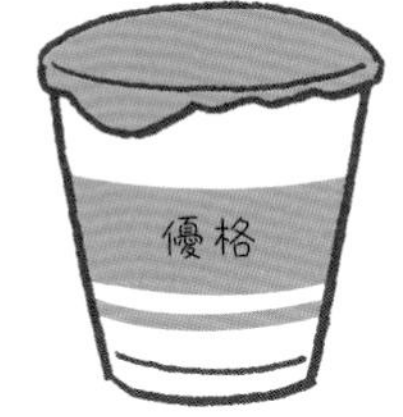

效果

腸內細菌的夥伴——微生物可以**活化益菌**

詳情請見 ➜ P86

帶入水分，
軟化糞便

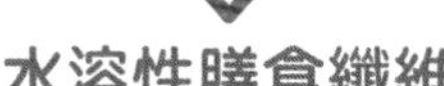

水溶性膳食纖維

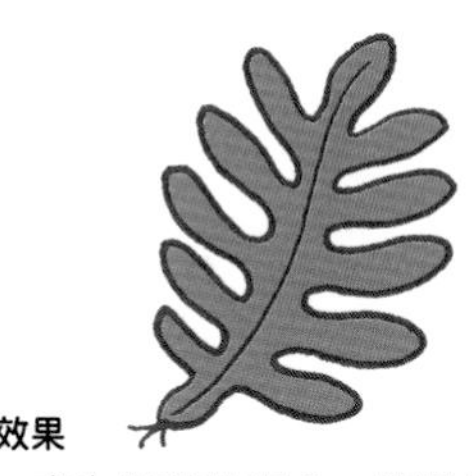

效果

成為**益菌的糧食**，調整腸道菌群

詳情請見 ➜ P87

增加乳酸菌，
調整腸胃狀況

寡糖

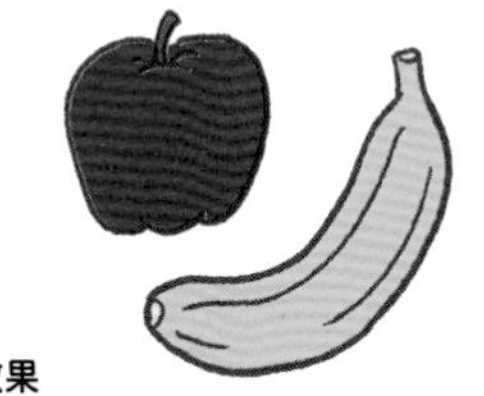

效果

成為乳酸菌的糧食，**使益菌增加**

詳情請見 ➜ P88

具抗氧化作用
及預防癌症的效果

EPA、DHA

（二十碳五烯酸、二十二碳六烯酸）

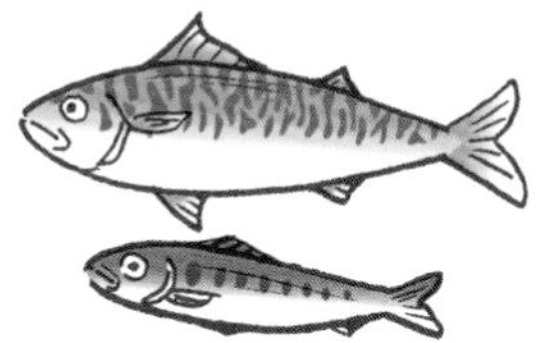

效果

抑制腸道發炎症狀，打造**益菌容易增長的環境**

詳情請見 ➜ P89

腸道的得力助手 1

發酵食品

發酵食品可以刺激益菌，活化腸道的蠕動。
納豆及優格（乳酪）等食物不僅是益菌的營養來源，
還能使腸內環境呈現弱酸性，具有防止壞菌增加的效果。

～主要食品～

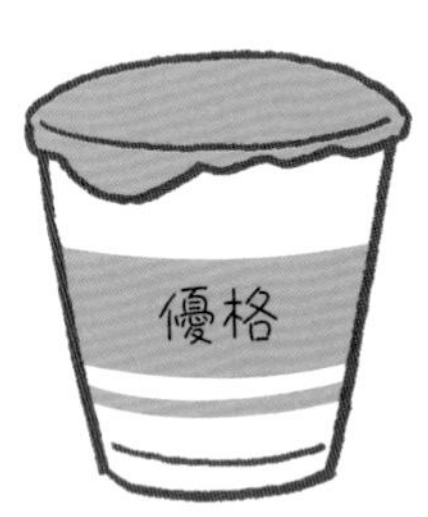

優格

含有比菲德氏菌等乳酸菌。不同產品會有不同的菌種，選擇適合腸道的產品很重要。

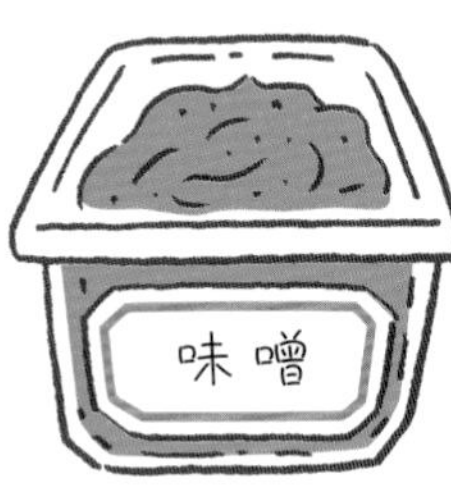

味噌

可以一次攝取到麴菌、酵母菌、乳酸菌這3種益菌，還包含了大豆中的膳食纖維。

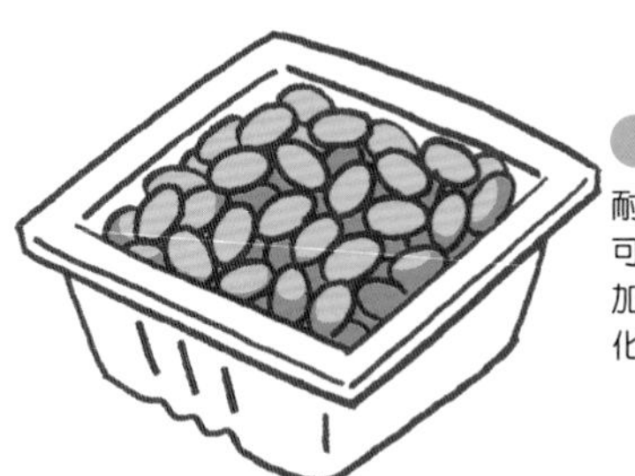

納豆

耐熱、耐胃酸的納豆菌可以活著抵達腸道，增加腸內的益菌。對於消化也有幫助。

COLUMN

厲害的益菌「益生菌」

益生菌（Probiotics）是希臘語中「為了健康」的意思，指的是進入口中之後可以活著抵達腸道的益菌。益生菌可以成為腸內細菌的糧食，協助維持腸道菌群的多樣性。而且藉由讓腸內環境呈現酸性，也可以打造出壞菌不易生長的環境。

常見的食品

- **調味料**
  - 醬油（麴菌、酵母菌）
  - 醋（醋酸菌）
  - 鹽麴（麴菌）
- **醃漬物**
  - 米糠泡菜
  - 韓國泡菜
  - 西式泡菜
- **其他**
  - 甘酒（甜酒釀）
  - 紅酒
  - 起司（芝士）
  - 柴魚片

腸道的得力助手 2

水溶性膳食纖維

膳食纖維可以調整隨著年齡增加而容易失衡的腸道環境。
益菌分解水溶性膳食纖維時會產生短鏈脂肪酸，
其脂肪燃燒效果也受到許多關注。

～主要食品～

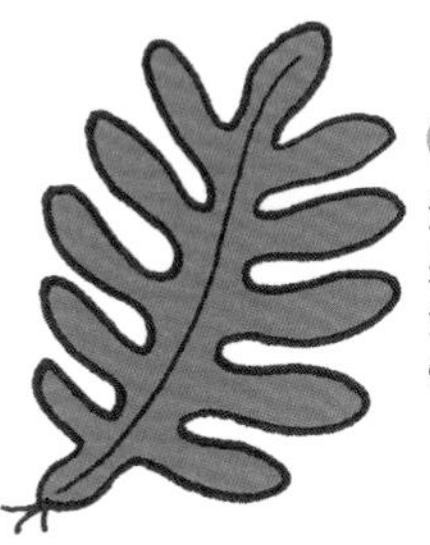

海藻

海藻的黏液成分中含有豐富的膳食纖維，攝取海藻也能補充鉀及鈣等營養素。

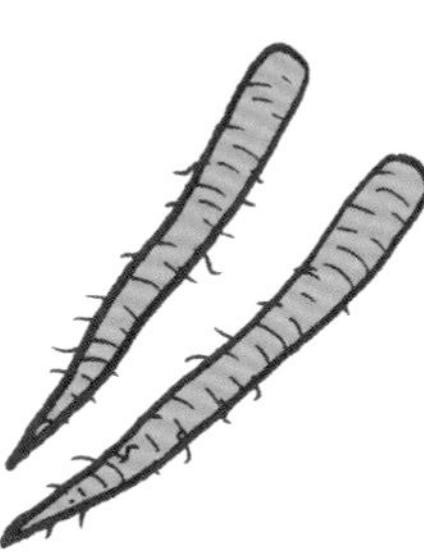

牛蒡

除了豐富的膳食纖維之外，還含有作為益菌糧食的寡糖，具有促進排便的效果。

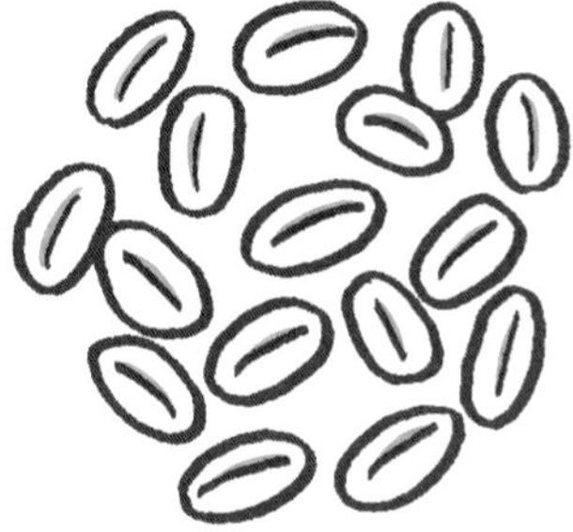

糯麥

富含「β-葡聚糖」這種水溶性膳食纖維。不僅能增加益菌，還有提高腸內免疫力的效果。

COLUMN

水溶性膳食纖維的資優生「青花菜」

在水溶性膳食纖維中，對腸道效果最好的食物就是青花菜。青花菜中的蘿蔔硫素具有強力的抗菌作用，可以減少壞菌並整頓腸內環境。即使經過加熱也不容易破壞其中的營養素，可以活用在各式各樣的料理中。

常見的食品

● 蔬菜
- 秋葵　・國王菜
- 南瓜

● 水果
- 酪梨（牛油果）　・奇異果
- 無花果乾

● 其他
- 蕎麥麵　・納豆
- 黑麥麵包

腸道的得力助手3

寡糖

寡糖可以成為比菲德氏菌等乳酸菌的糧食，
具有增加益菌的效果。寡糖的特色是不會成為壞菌的糧食，
因此能有效地增加益菌。

～主要食品～

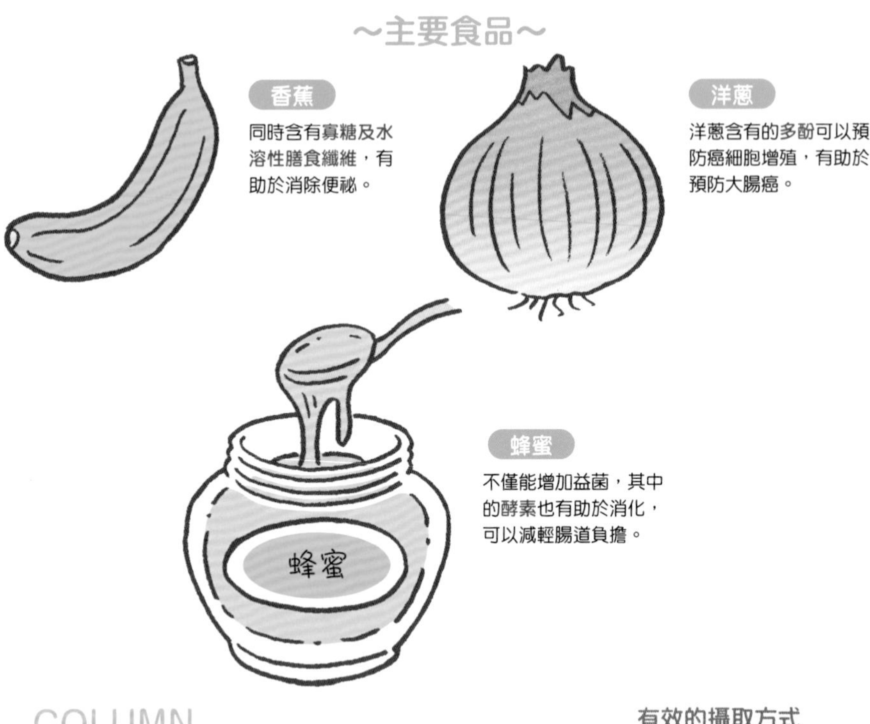

香蕉

同時含有寡糖及水溶性膳食纖維，有助於消除便祕。

洋蔥

洋蔥含有的多酚可以預防癌細胞增殖，有助於預防大腸癌。

蜂蜜

不僅能增加益菌，其中的酵素也有助於消化，可以減輕腸道負擔。

COLUMN

小心別吃太多!?
如何正確地攝取寡糖？

寡糖雖然是有益腸道健康的營養素，但是攝取過量的話有可能會造成軟便。寡糖的參考攝取量如下：香蕉及洋蔥中含有較多的果寡糖，約3～8g；蜂蜜中含有較多的異麥芽寡糖，約10g。2茶匙的蜂蜜含有約10g以內的寡糖。

有效的攝取方式

香蕉及蜂蜜中含有許多寡糖，**和比菲德氏菌等益菌一起攝取時，具有相輔相成的效果，可以更有效地增加益菌。**建議最好搭配優格一起享用。

腸道的得力助手 4

EPA、DHA

由於人體無法自行製造EPA及DHA，因此必須從飲食中攝取。
除了能減緩腸道的發炎症狀，使腸內環境變成利於益菌生長的環境外，
還能當作潤滑油，讓排便更加順暢。

～主要食品～

青背魚

當季的青背魚脂肪很豐富，含有許多EPA與DHA。罐頭青背魚也有同樣的效果。

鮭魚（三文魚）

鮭魚的抗氧化作用可以抑制腸道發炎，也有抑制大腸癌的效果。

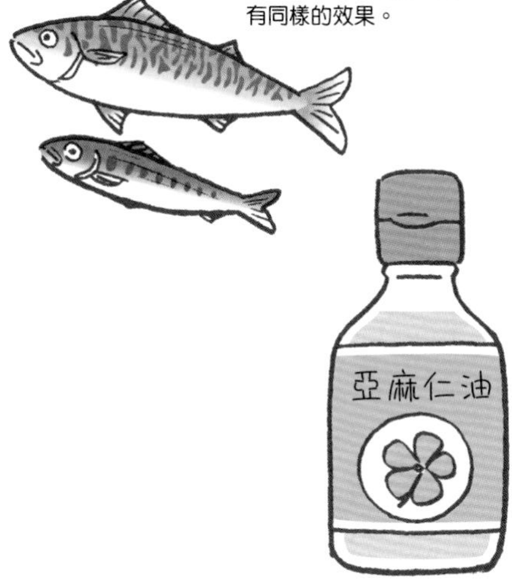

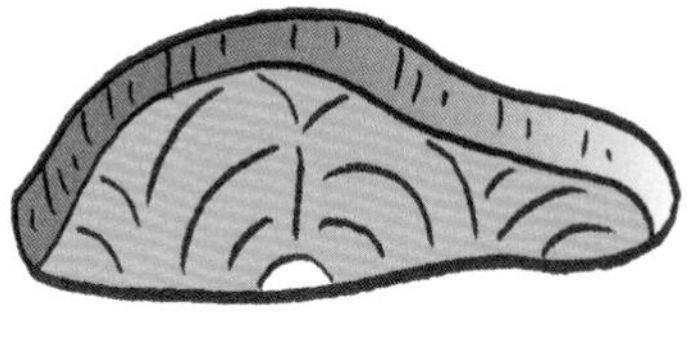

亞麻仁油

油脂成分中含有豐富的α-次亞麻油酸，可以促進腸胃機能，幫助排便。

COLUMN

什麼是體內無法合成的必需脂肪酸？

EPA及DHA是可以抑制癌細胞增殖的成分，又被稱為不飽和脂肪酸，其中還可以再細分為Omega-3系列油脂。根據2015年日本人飲食攝取基準的建議，18～69歲的男性一天應攝取2.0～2.4g的Omega-3脂肪酸，女性為1.6～2.0g。

有效的攝取方式

魚肉的部分，建議可以在沙拉中加入罐頭。此外，**魚皮中也含有豐富的EPA與DHA**，連皮一起吃可以獲得更多營養。由於油脂類在加熱的時候會氧化，因此直接攝取才是正確的方式。

飲食生活

3 從夥伴變成敵人!? 整腸食物的陷阱

上一篇（P84）提到，包含發酵食品和膳食纖維在內的4種食品，如優格、牛蒡等都可以整頓腸內環境。透過積極攝取這些食物，改善飲食生活後，大多數患者的腸胃均恢復了健康。

但是，其中也有一些人在攝取了發酵食品和膳食纖維後，反而造成腹脹，甚至引起便祕及腹瀉的症狀。為什麼整腸食物反而會造成腸道不適呢？

答案就是因為SIBO（小腸菌叢過度增生），這是一種細菌在小腸內爆發性增生的疾病（P66）。小腸中的細菌過度增加時，便會產生過剩的代謝物。這種時候攝取發酵食品及膳食纖維，彷彿是在火上加油。細菌在小腸中增殖會產生大量的氣體，如此一來會引發更不適的症狀。在細菌過剩的小腸中，整腸食物就會從夥伴變成敵人。

腸道健康的人可以多攝取膳食纖維及發酵食品，而SIBO及過敏性腸症候的群患者則應避免這些食物。

肚子不舒服，或許是腸道發出的求救信號？

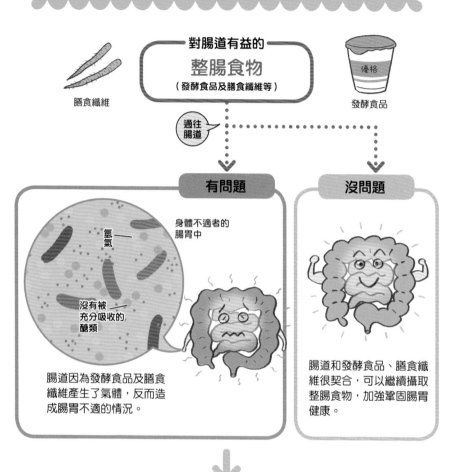

對腸道有益的
整腸食物
（發酵食品及膳食纖維等）

膳食纖維

優格

發酵食品

通往腸道

有問題

氫氣

沒有被充分吸收的醣類

身體不適者的腸胃中

腸道因為發酵食品及膳食纖維產生了氣體，反而造成腸胃不適的情況。

沒問題

腸道和發酵食品、膳食纖維很契合，可以繼續攝取整腸食物，加強鞏固腸胃健康。

無法透過整腸食物改善腸胃狀況的人

因為FODMAP這種醣類造成的可能性

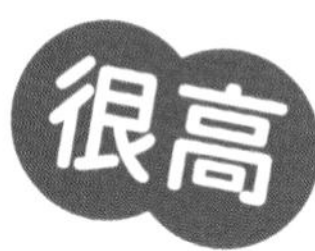

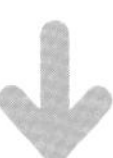

覺得可能是自己的人

利用P92的**檢核表**確認一下吧！

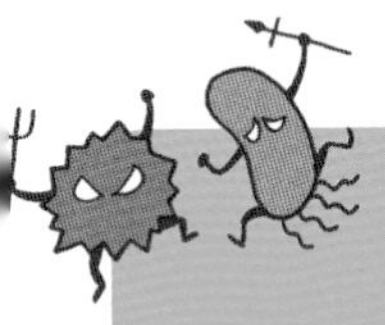

問題或許來自於FODMAP食品……

腸內環境檢核表

莫名感到腸胃不適時，有可能就是FODMAP食品（P94）造成的。
以下列出10個生活中被忽略的飲食問題，只要有一項符合，
就有可能是FODMAP造成的腸胃不適。你符合了幾項呢？

□【問題1】

**採取低醣飲食而少吃米飯，
卻還是會腹脹**

□【問題2】

**吃了麵包或義大利麵後，
就會拉肚子或是感覺糞便偏硬**

□【問題3】

**飲用牛奶或攝取起司等乳製品後，
就會肚子痛**

□【問題4】

**每天早上吃優格，
卻無法改善便祕**

□【問題5】

**攝取牛蒡、豆類等膳食纖維後，
脹氣、腹瀉與便祕的情況變嚴重**

□【問題6】

食用納豆、泡菜等發酵食品，還是無法順利排便

□【問題7】

吃了洋蔥、大蒜後，就會引起腹瀉或腹痛

□【問題8】

吃菇類就會造成腹痛

□【問題9】

吃了蘋果、桃子、柿子後，就會覺得肚子不舒服

□【問題10】

吃含有木糖醇的口香糖就會拉肚子

只要符合其中一項，
就有可能是P94之後介紹的
FODMAP
造成的不適症狀！

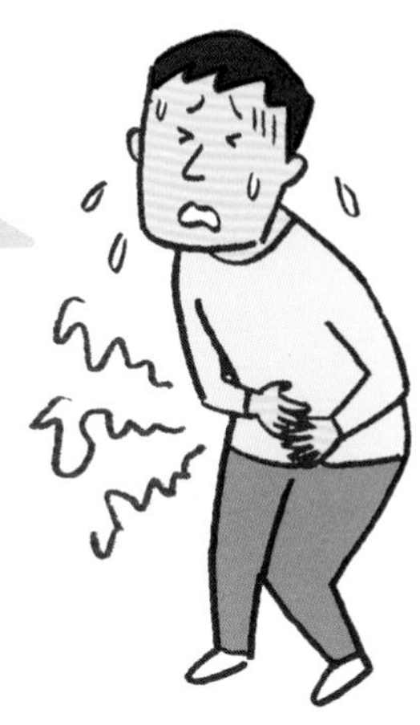

飲食生活（FODMAP）

4 使腸內環境惡化的4種醣類「FODMAP」為何？

我們在上一篇的內容當中曾經提到，對於患有SIBO這種腸道問題的人來說，整腸食物就像是敵人一樣。而影響腸道的重要關鍵就在於「FODMAP」。FODMAP這個字是由4種具有發酵性的醣類的字首加以組合而成，F為「發酵性」、O為「寡糖」、D為「雙糖類」、M為「單糖類」、A則是指「AND」、P為「多元醇」。現代飲食中常見的小麥類、豆類、蘋果、優格等，全都是屬於FODMAP食品。

FODMAP這種醣類在小腸內的吸收效果非常差，幾乎不太會進入腸道。小腸內的醣類濃度變高時，人體會進行「調節濃度」的作用，這個特性會使水分從血管流進小腸，造成腸道蠕動過於活躍而引發腹瀉及腹痛。除此之外，FODMAP會成為大腸內細菌的糧食，進而產生大量氣體，使消化道無法正常運作，造成便祕及放屁等。被診斷出患有SIBO及過敏性腸症候群的患者，在飲食方面應該盡量避免攝取含有FODMAP這些會造成問題的醣類。

基礎知識
腸道不適
飲食生活（FODMAP）
生活習慣
運動、按摩

造成腸胃不適的「FODMAP」是什麼？

特徵❶ 在小腸內的吸收效果非常差

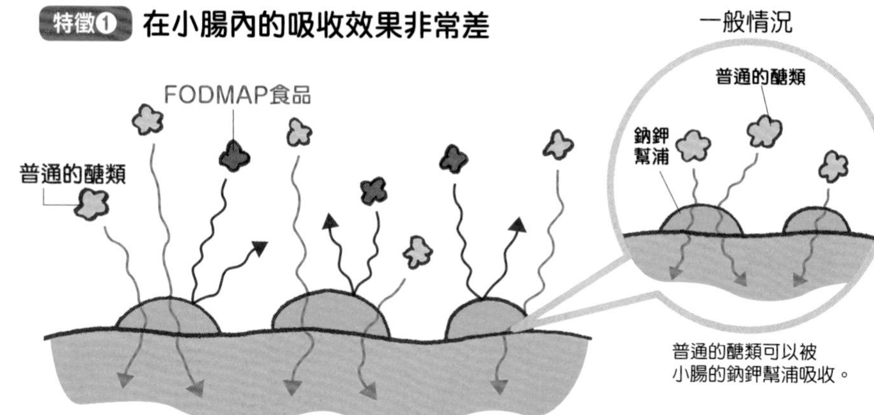

FODMAP食品難以被小腸吸收，吃下肚之後會增加小腸內FODMAP的濃度。

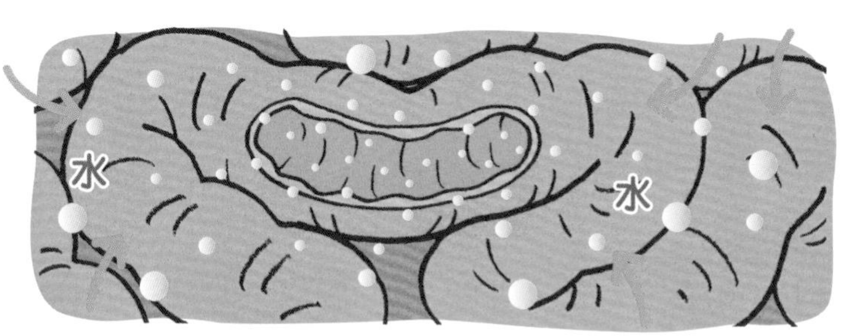

為了降低小腸內的醣類濃度，血管內的大量水分會進入小腸，引起腹瀉。

特徵❷ 在大腸內會成為腸內細菌的糧食，進行發酵而產生氣體

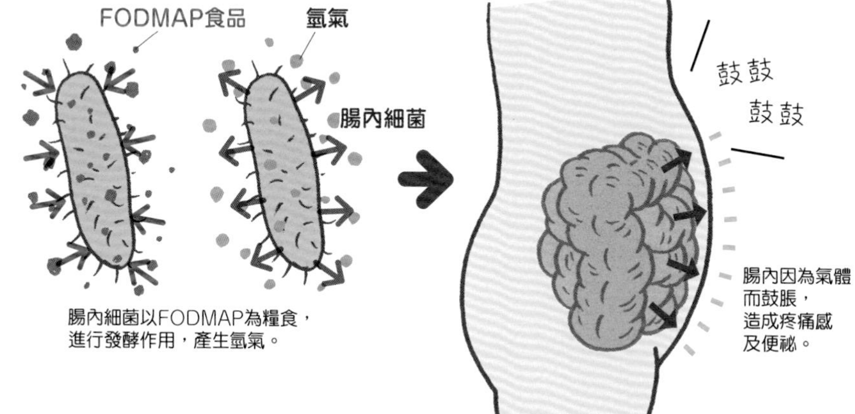

腸內細菌以FODMAP為糧食，
進行發酵作用，產生氫氣。

飲食生活（FODMAP）

5 藉由「低FODMAP飲食」改善過敏性腸症候群！

就像上一篇所說的，腸胃狀況不好的人首先該做的，是在飲食方面盡量避免攝取可能會造成問題的FODMAP醣類。研究報告證實，在腸胃不適的人之中，約有75%的人在嘗試進行3週的低FODMAP飲食法後獲得了改善。

避開FODMAP的「低FODMAP飲食法」，進行的方式可以分為以下3個階段：①3週內禁止食用所有高FODMAP食品。②分別對各種高FODMAP食品進行分組測試。③用餐後，將飲食內容及出現的症狀記錄下來，縮小特定食品範圍。各位可以試試看，如果沒有出現腸胃不適的症狀，就可以繼續吃那種高FODMAP食品。不過，並不是所有的高FODMAP食品都可以持續食用。

另外，即使是低FODMAP食品也絕對不能暴飲暴食。實行低FODMAP飲食時，最適合的飲料是水。市售的果汁中含有許多屬於FODMAP的果糖，而碳酸飲料會使腸內產生氣體，應該減少飲用。

在為數眾多的高FODMAP食品中，讓多數人均感到不適的是小麥類。或許可以先降低麵包及義大利麵的攝取量，試試看改以米飯替代。

改善腸胃不適的「低 FODMAP 飲食」

低FODMAP飲食法

STEP 1 ··········> **STEP 2** ··········> **STEP 3**

3週內
禁止食用所有
高FODMAP
食品

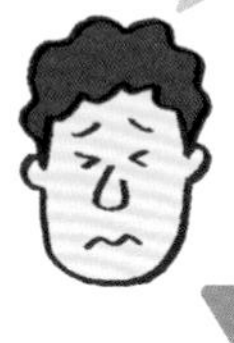

覺得有點麻煩的人

可以參考P100的食譜！

分別對各種
高FODMAP
食品進行
分組測試

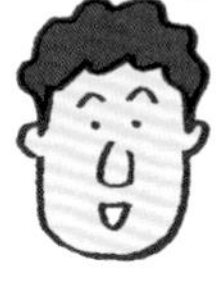

想了解詳細食品分類的人

請看P98的一覽表！

找出適合
自己體質的
特定食品

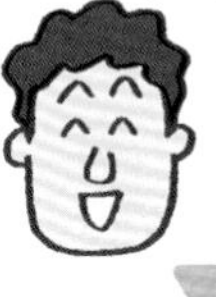

**反覆進行
STEP 1～3，
打造順暢的腸道！**

FODMAP清單

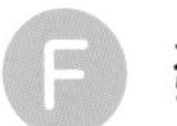

fermentable

發酵性

特徵
- 不易被小腸吸收
- 在大腸內會成為腸內細菌的糧食，並且發酵

oligosaccharides

寡糖

食品例
- 半乳寡糖：小扁豆等豆類
- 果聚糖：小麥、洋蔥等

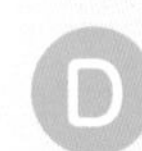

disaccharides

雙糖類

食品例
- 乳糖（Lactose）：牛奶、優格等

monosaccharides

單糖類

食品例
- 果糖（Fructose）：水果、蜂蜜等

A and

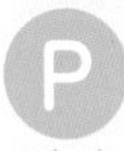

polyols

多元醇
（糖醇）

食品例
- 山梨糖醇、甘露醇：
  棉花糖、人工甜味劑（木糖醇）等

NG & OK食品一覽表

以下是對腸道NG & OK的食品一覽表。最好盡量攝取多種低FODMAP食品，以維持腸內細菌的多樣性！

穀物

高FODMAP

- 大麥
- 小麥
- 黑麥
- 麵包（大麥、小麥、黑麥）
- 拉麵（小麥）
- 義大利麵
- 烏龍麵
- 麵線
- 庫斯庫斯（小麥）
- 玉米
- 披薩
- 大阪燒
- 穀片（含有大麥、小麥、寡糖、水果、蜂蜜）
- 蛋糕
- 塔派
- 鬆餅
- 烘焙糕點

等

低FODMAP

- 米、糙米
- 米製粉類
- 蕎麥麵（十割）
- 無麩質食品
- 燕麥
- 穀片（米、燕麥）
- 墨西哥玉米餅
- 澄粉
- 玉米澱粉
- 爆米花
- 樹薯澱粉
- 洋芋片（少量）
- 粗粒玉米粉
- 河粉
- 米粉
- 蒟蒻麵

等

蔬菜、薯類

高FODMAP

- 蘆筍
- 豆類（大豆、荷蘭豆、鷹嘴豆、紅豆）
- 納豆
- 苦瓜
- 洋蔥
- 大蒜
- 韭菜
- 白花椰菜
- 牛蒡
- 芹菜
- 韓國泡菜
- 菊芋
- 番薯
- 菇類（香菇、蘑菇）
- 蕗蕎
- 芋艿

等

低FODMAP

- 茄子
- 番茄、小番茄
- 青花菜
- 胡蘿蔔
- 青椒
- 菠菜
- 南瓜
- 小黃瓜（櫛瓜）
- 馬鈴薯
- 薑
- 秋葵
- 萵苣、高麗菜
- 白蘿蔔（櫻桃蘿蔔）
- 竹筍
- 豆芽菜
- 青江菜
- 白菜
- 蕪菁
- 荷蘭芹
- 香菜
- 海藻類（昆布、羊栖菜）
- 國王菜

等

肉、魚、蛋、堅果、香料

高FODMAP

- 香腸
- 腰果
- 開心果
- 杏仁（20粒以上）
- 山葵
- 豆沙餡
- 黃豆粉

等

低FODMAP

- 培根、火腿
- 豬肉
- 牛肉（瘦肉）
- 雞肉
- 羊肉
- 海鮮類
- 蛋
- 杏仁（10粒以下）
- 榛果（10粒以下）
- 核桃
- 花生
- 栗子
- 薄荷
- 羅勒
- 咖哩粉
- 胡椒
- 辣椒粉
- 辣椒

等

調味料、其他

高FODMAP

- 蜂蜜
- 寡糖
- 玉米糖漿（葡萄糖異構糖漿）
- 山梨糖醇、木糖醇等甜味劑
- 蘋果醬
- 番茄醬
- 卡士達醬
- 咖哩醬
- 烤肉醬
- 西式高湯
- 罐頭水果
- 高湯塊、高湯粉
- 嫩豆腐
- 巴薩米克醋
- 豆漿（大豆製）

等

低FODMAP

- 鹽
- 味噌
- 醬油
- 美乃滋（3小匙以內）
- 橄欖油
- 醋
- 罐頭番茄
- 可可粉
- 椰子油
- 楓糖漿
- 魚油
- 芥花油
- 蠔油
- 伍斯特醬
- 花生醬
- 酵母
- 板豆腐
- 豆漿

等

乳製品等

高FODMAP

- 牛奶
- 所有含乳糖的乳製品
- 優格
- 冰淇淋
- 所有鮮奶油類
- 優酪乳飲品
- 牛奶巧克力
- 乳清乳酪
- 加工起司
- 茅屋起司
- 藍紋乳酪
- 奶油乳酪
- 布丁
- 煉乳

等

低FODMAP

- 奶油
- 乳瑪琳（不含牛奶）
- 無乳糖產品
- 杏仁奶
- 布里乳酪
- 卡門貝爾乳酪
- 切達起司
- 戈岡左拉起司
- 莫札瑞拉起司
- 帕馬森起司

等

※偏硬的起司多屬於低FODMAP。
※盡量避免食用含有許多乳糖的起司。

飲料

高FODMAP

- 果汁※
- 檸檬水（含糖）
- 烏龍茶
- 花草茶
- 麥芽咖啡（咖啡口味豆奶）
- 印度奶茶
- 洋甘菊茶
- 能量飲料
- 綜合維他命果汁
- 波特酒
- 蘭姆酒
- 雪莉酒
- 甜葡萄酒
- 蘋果酒

等

低FODMAP

- 紅茶
- 咖啡（無糖）
- 綠茶
- 檸檬水（無糖）
- 蔓越莓汁
- 啤酒
- 琴酒
- 伏特加
- 威士忌
- 不甜的葡萄酒
- 珍珠奶茶
- 蘭姆酒以外的利口酒
- 水
- 中國茶

等

水果

高FODMAP

- 蘋果
- 西瓜
- 杏桃
- 桃子
- 梨子
- 葡萄柚
- 酪梨
- 荔枝
- 柿子
- 西洋梨
- 木瓜
- 櫻桃
- 葡萄乾
- 無花果
- 芒果
- 水果乾

等

低FODMAP

- 香蕉
- 草莓
- 椰子
- 葡萄
- 哈密瓜
- 奇異果
- 柳橙
- 檸檬
- 金桔
- 鳳梨
- 萊姆
- 覆盆莓
- 藍莓
- 柚子
- 蔓越莓
- 榴槤

等

※指的是高FODMAP的果汁。低FODMAP的果汁中如有添加「葡萄糖異構糖漿」及「高果糖糖漿」等甜味劑，也會被歸類為高FODMAP食品。

出處：作者使用Monash University等的資料為基礎製作而成（禁止轉載）

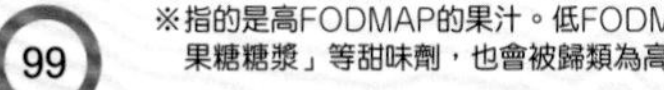

自由組合！

低FODMAP飲食的1週食譜

以下介紹的是以改善腸道不適為目的，僅用低FODMAP食品製作的1週食譜。
三餐的組合可以自由搭配，一起充滿期待地改善腸道健康吧！

1週食譜規則

1 主食為米飯時，可以選擇主菜、配菜、湯品各1～2道。

1.主食

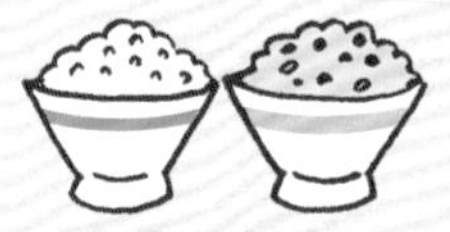

白米or糙米

避免食用麵包及麵類，以米飯為主食。

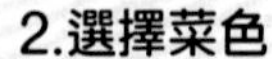

＋ 主菜（1道） ＋

＋

從食譜中選擇喜歡的菜色，組合成營養均衡的定食。

2 以主菜當作主食的話，配菜及湯品可以各選1～2道。

1.主食＋主菜

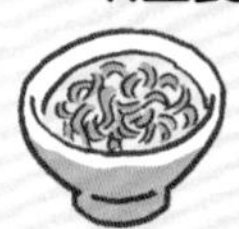

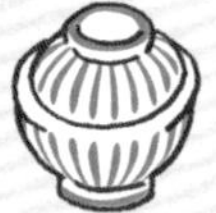

十割蕎麥麵or蓋飯等

以屬於主食的米飯、蕎麥麵搭配配料，其中也包含了主菜。

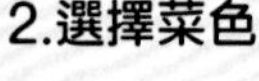

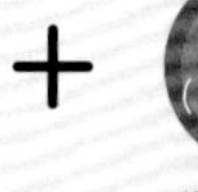

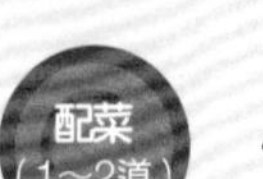

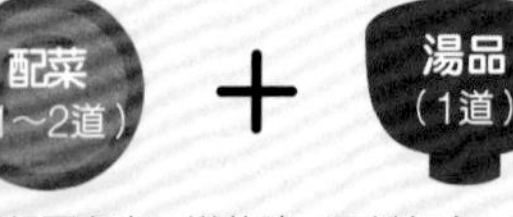

還想再多吃一道菜時，可以加上一道小菜或湯品。

3 自由組合1週食譜，試著在早、中、晚三餐中實踐吧。

忙碌的早餐或中餐時間只有一道菜也沒關係。不用給自己壓力，只要持續進行即可！

可以選擇的菜單有

主菜7道

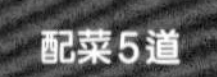

湯品4道

好吃又有趣的組合提案！

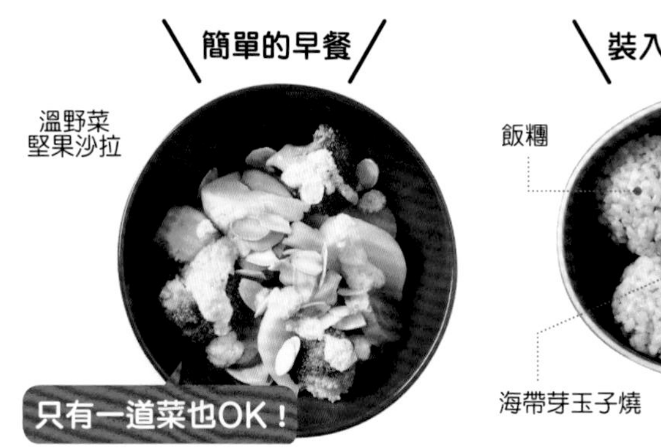
簡單的早餐
溫野菜
堅果沙拉
只有一道菜也OK！

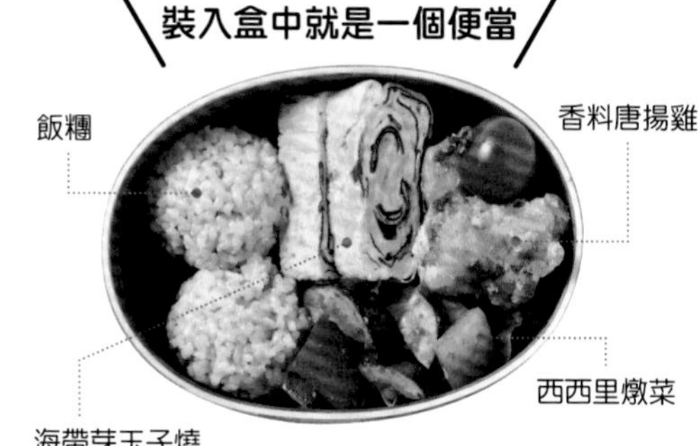
裝入盒中就是一個便當
飯糰
香料唐揚雞
西西里燉菜
海帶芽玉子燒

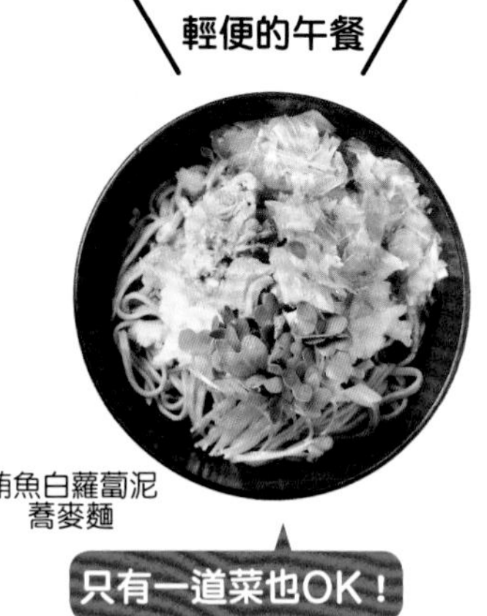
輕便的午餐
鮪魚白蘿蔔泥
蕎麥麵
只有一道菜也OK！

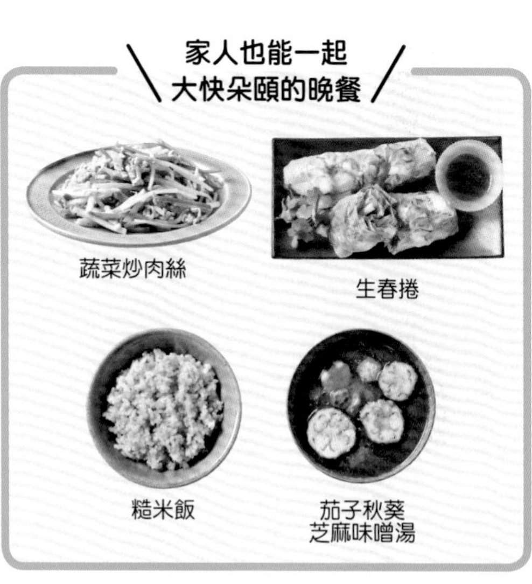

簡單又方便的備菜技巧！

技巧
1

可以變換

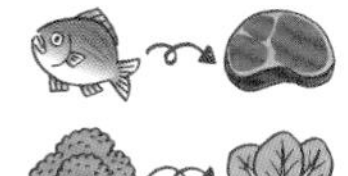

將魚類換成肉類，或是用相似的蔬菜替換。

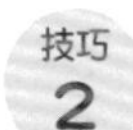
技巧
2

可以當作常備菜

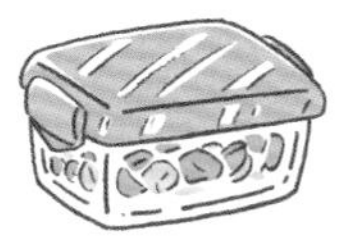

放入保鮮容器中，便能保存一段時間。

技巧
3

模仿即可

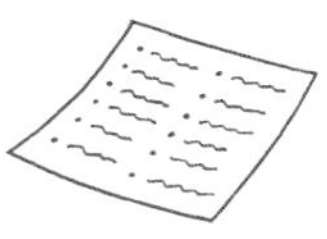

不用列出多道低FODMAP食品的清單。

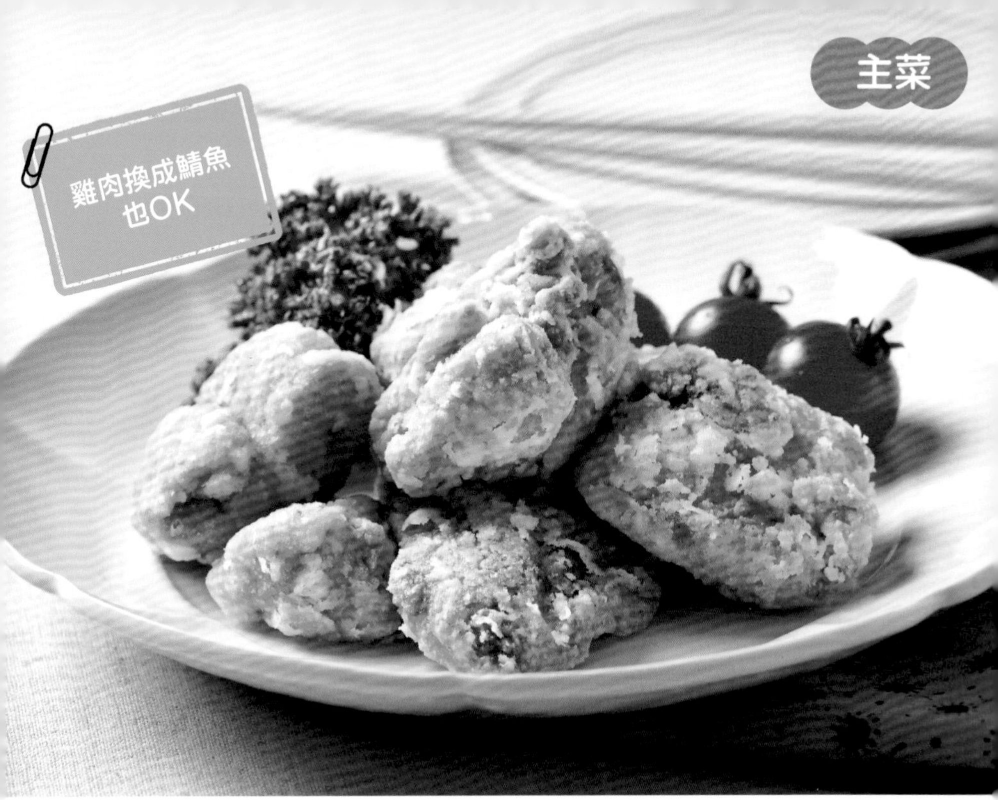

主菜

雞肉換成鯖魚
也OK

香料唐揚雞（2人份）

【材料】

雞胸肉……1片	太白粉……適量
鹽……1/2小匙	沙拉油……適量
蛋液……1/2個份	荷蘭芹……少許
咖哩粉……2小匙	小番茄……2顆

【作法】

1. 將雞肉切成一口大小，用鹽、蛋液、咖哩粉搓揉均勻後，靜置10分鐘左右。等待期間，將炸油加熱至170度。
2. 將雞肉均勻地裹上太白粉，放入油鍋中炸3～4分鐘，炸至酥脆。最後擺盤時，放上荷蘭芹及小番茄。

保存期限冷凍2週

※料理的保存期限僅供參考，請視實際狀況調整。

主菜2 八寶菜（2人份）

【材料】

蝦子……8尾（小）
豬肉（薄片）……100g
白菜……3片
胡蘿蔔……1/4根

A
高湯（鰹魚+昆布）……1/2杯
醬油……2小匙
鹽……1/4小匙

A
胡椒……少許
太白粉……2小匙
麻油……適量

【作法】

1. 將蝦子剝除外殼、去除腸泥，豬肉切成一口大小。使用少許的鹽、胡椒（分量外）分別調味。
2. 將白菜切成段狀，胡蘿蔔切成長方形薄片。事先混合A備用。
3. 將平底鍋燒熱，依序放入豬肉、蝦仁以麻油拌炒，炒到變色後暫時取出放入盤中。
4. 在平底鍋中再加入2小匙麻油，拌炒胡蘿蔔及白菜。
5. 將蔬菜炒軟之後，加入A及3，炒出黏稠感即可關火。

保存期限1天

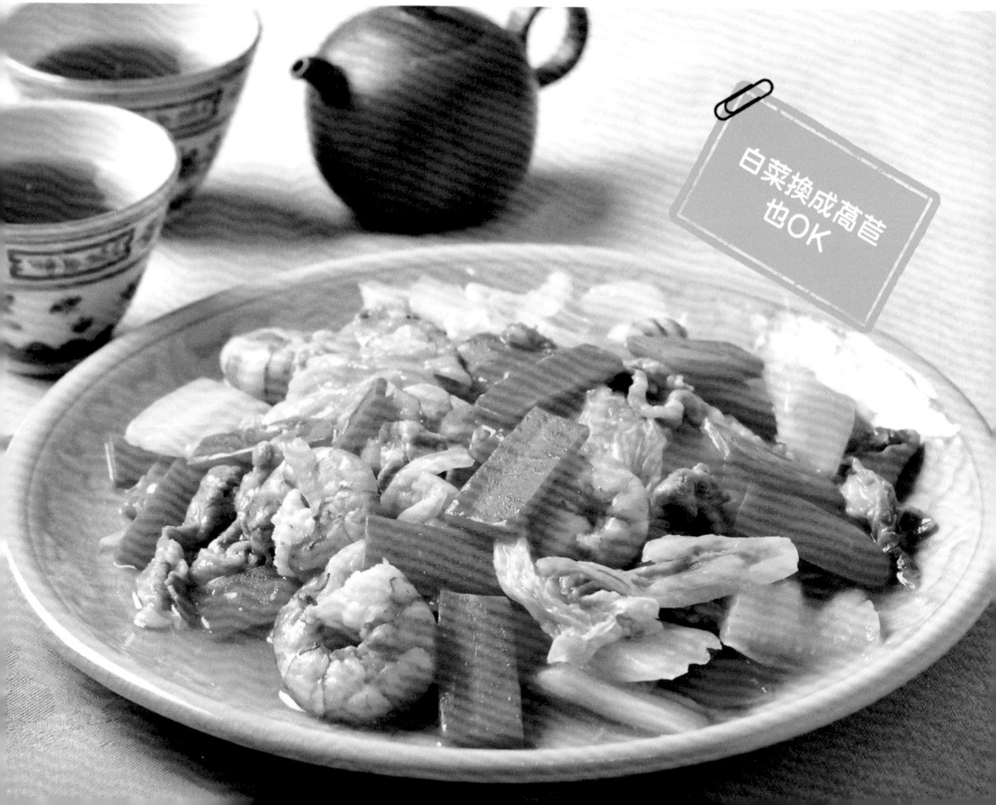

白菜換成高苣也OK

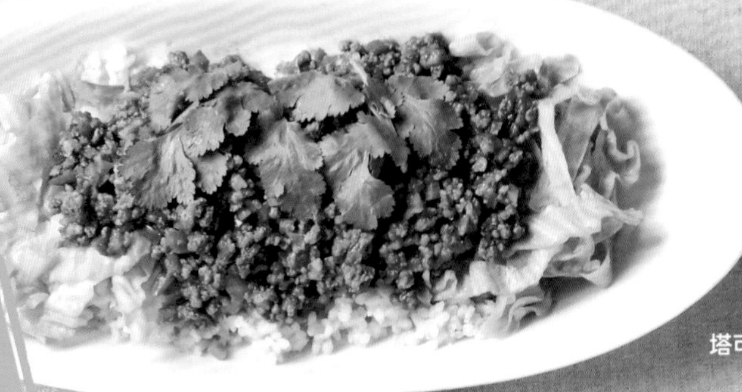

米飯換成
烤茄子也OK

塔可飯

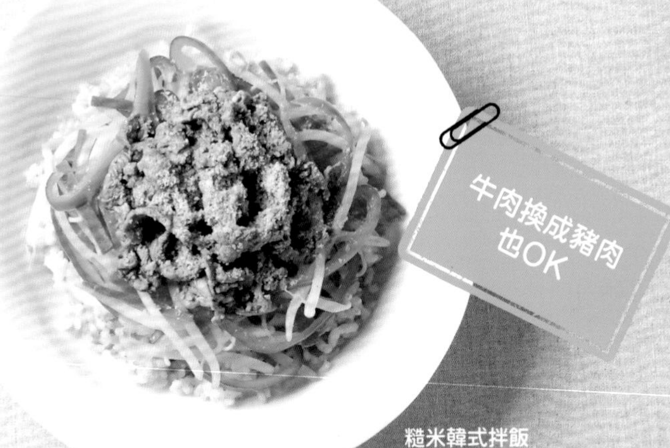

牛肉換成豬肉
也OK

糙米韓式拌飯

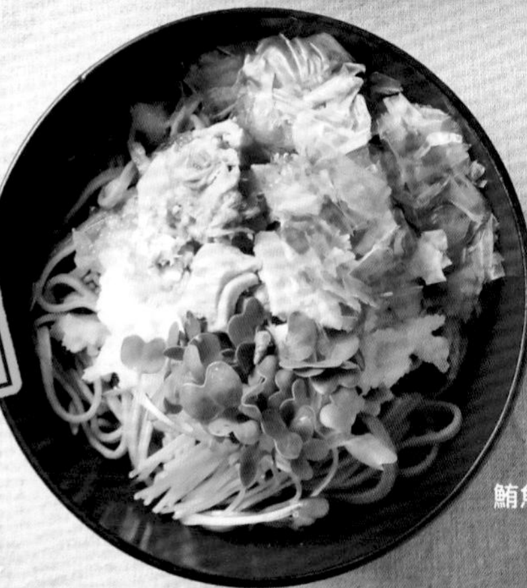

鮪魚換成
罐頭鯖魚也OK

鮪魚白蘿蔔泥蕎麥麵

主菜3 塔可飯（2人份）

【材料】

- 胡蘿蔔……1/2根
- 青椒……1個
- 薑……1小塊
- 牛豬混合絞肉……250g
- 橄欖油……1/2大匙
- 辣椒粉……1大匙
- 鹽……1/2小匙
- 胡椒……少許
- 番茄罐頭……150g
- 米飯（糙米）……適量
- 萵苣……2片
- 香菜……依喜好添加

【作法】

1. 將胡蘿蔔、青椒、薑切成碎末。
2. 將平底鍋燒熱，以橄欖油拌炒1。用小火炒5～6分鐘，炒軟之後加入絞肉繼續拌炒。
3. 將材料炒至鬆散狀後，加入辣椒粉、鹽、胡椒、罐頭番茄，煮5分鐘左右，讓湯汁收乾。
4. 依序在盤中盛入米飯（糙米）、萵苣絲、3，可依喜好添加香菜。

保存期限5天

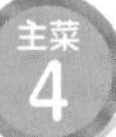

主菜4 糙米韓式拌飯（2人份）

【材料】

- 牛肉（薄片）……120g
- 醬油……2小匙
- 豆芽菜……150g
- 胡蘿蔔……1/3根
- 青椒……2個
- 麻油……適量
- 鹽、胡椒……少許
- 米飯（糙米）……2碗份
- 白芝麻粉……2小匙

【作法】

1. 將牛肉切成一口大小，以醬油調味。胡蘿蔔及青椒切成細絲。
2. 將平底鍋燒熱後，倒入2小匙麻油，依序放入胡蘿蔔、青椒、豆芽菜拌炒。將蔬菜炒軟之後，以鹽、胡椒調味，暫時取出放入盤中。
3. 在平底鍋中再加入1小匙麻油，放入牛肉炒熟。
4. 依序在容器中盛入米飯（糙米）、2、3，再撒上白芝麻粉。

保存期限3天

主菜5 鮪魚白蘿蔔泥蕎麥麵（2人份）

【材料】

- 白蘿蔔……300g
- 白蘿蔔苗……1/2包
- 十割蕎麥麵……200g
- 油漬鮪魚罐頭……1小罐（約80g）
- 醬油……適量
- 柴魚片……2小撮

【作法】

1. 將白蘿蔔磨成泥，白蘿蔔苗切成一半長度。
2. 將蕎麥麵煮熟後用冷水冰鎮，再把水分瀝乾，盛入容器中。
3. 將白蘿蔔泥及罐頭鮪魚（連同油脂）淋在麵上，放上白蘿蔔苗及柴魚片，再淋上適量的醬油即可。

保存期限1天

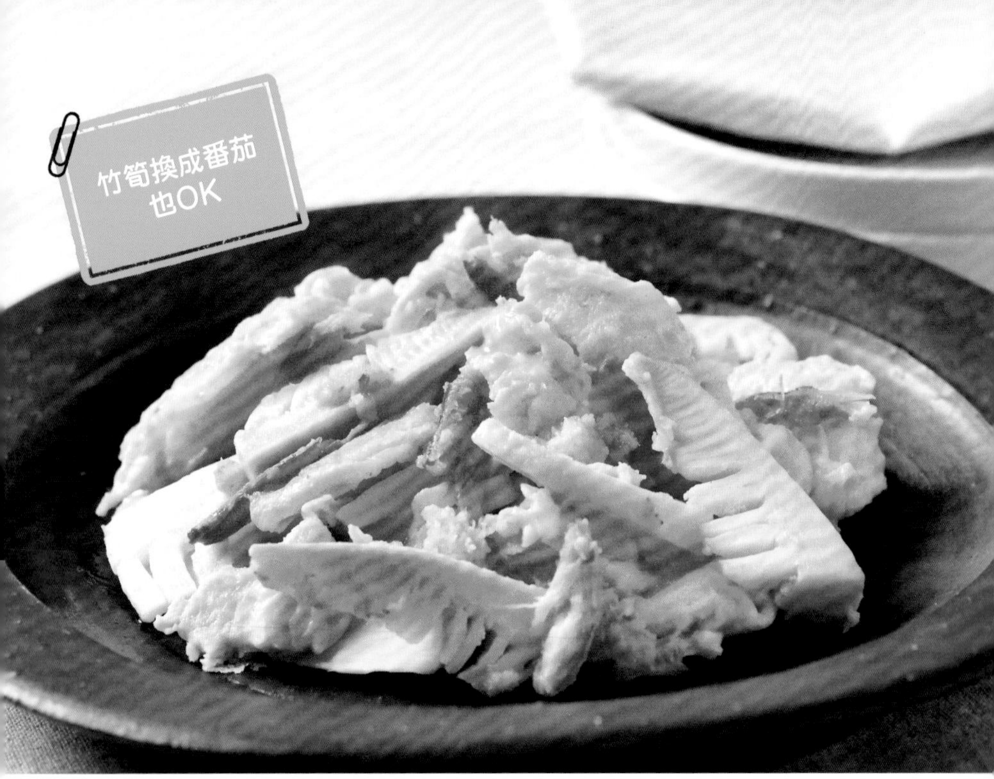

主菜 6 竹筍蟹肉炒蛋（2人份）

【材料】

蟹肉罐頭……1罐
竹筍……1/2小根
蛋……3個
鹽……1小撮
胡椒……少許
橄欖油……適量

【作法】

1. 將竹筍切成薄片後汆燙。把蛋打散，以鹽（分量外）及胡椒調味。
2. 將平底鍋燒熱，以2小匙橄欖油把蛋炒至半熟後，暫時盛入盤中備用。
3. 在平底鍋中再加入1小匙橄欖油，放入竹筍及蟹肉拌炒，並以鹽調味。
4. 將2放回鍋中，整體拌炒均勻後關火。

保存期限3天

蔬菜炒肉絲（2人份）

【材料】

豬肉（薄片）……120g
太白粉……1/2小匙

青椒……2個
豆芽菜……100g
馬鈴薯……1小顆
鹽、胡椒……少許

醬油……1/2小匙
橄欖油……適量

【作法】

1. 將豬肉切成5㎜寬的細條狀後，以鹽、胡椒、太白粉醃漬備用。青椒及馬鈴薯均切成細絲。
2. 將平底鍋燒熱，倒入2小匙橄欖油，放入豬肉炒散後，暫時盛入盤中備用。
3. 在平底鍋中再加入2小匙橄欖油，放入青椒、馬鈴薯、豆芽菜拌炒，炒到變色後將豬肉放回鍋中。拌炒均勻後，以鹽、胡椒、醬油調味。

保存期限2天

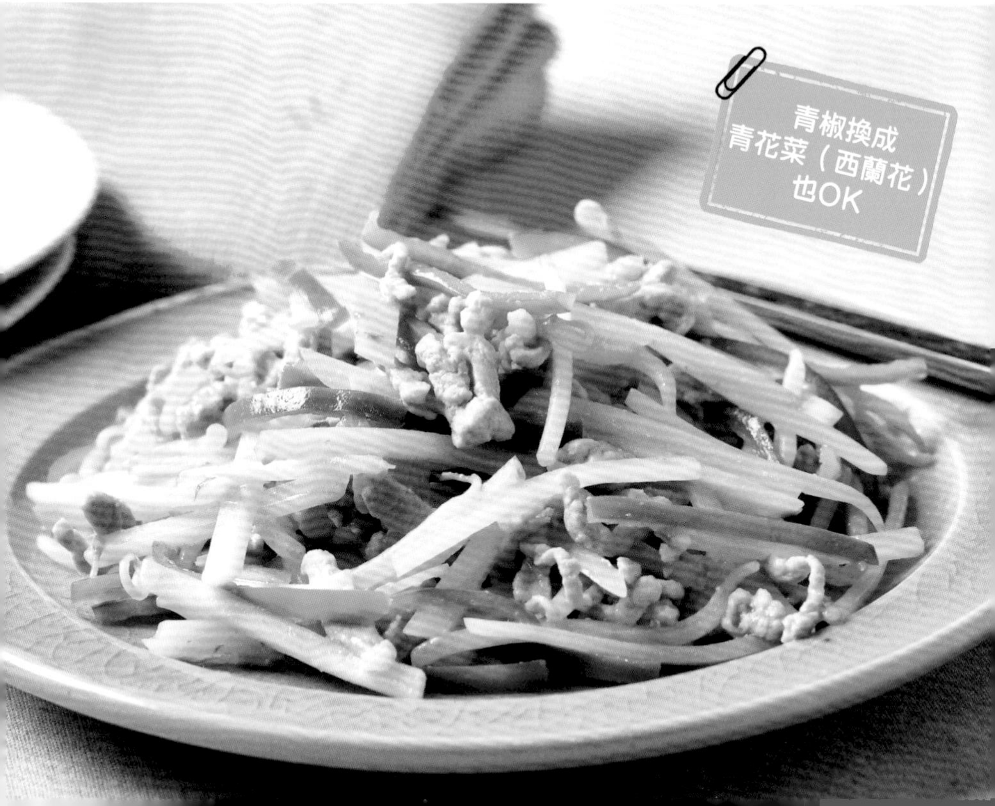

青椒換成
青花菜（西蘭花）
也OK

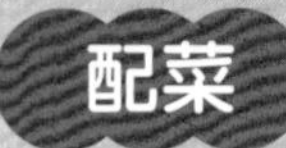

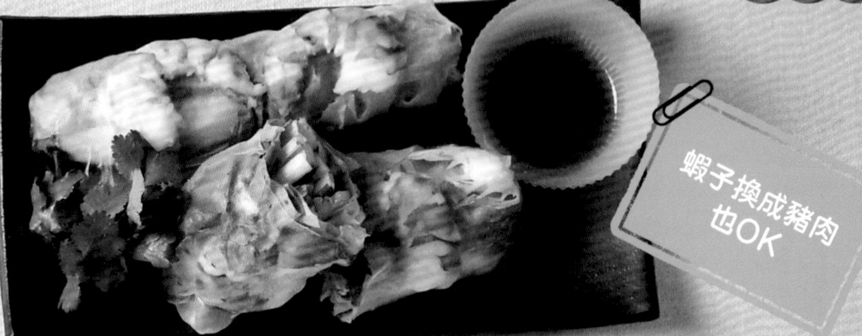

蝦子換成豬肉也OK

鮮蝦生春捲

可用低FODMAP蔬菜做變化

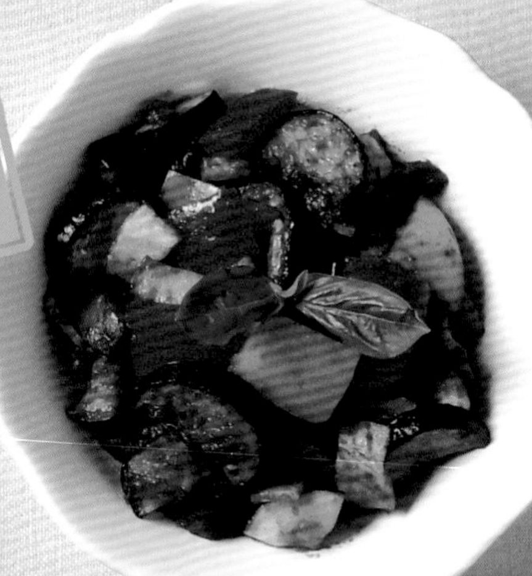

西西里燉菜

海帶芽換成羊栖菜也OK

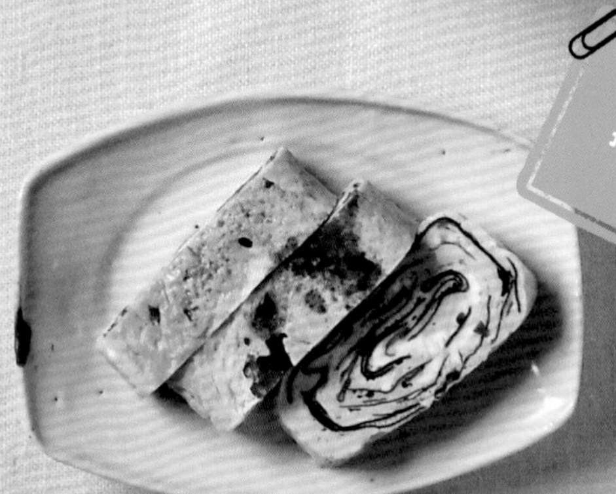

海帶芽玉子燒

鮮蝦生春捲（1人份）

【材料】

蝦子……4尾
皺葉萵苣……3～4片
香菜……1株
小黃瓜……1條
生春捲皮……4片

〈醬汁〉
檸檬汁……1大匙
醬油……1大匙
辣椒……少許

【作法】

1. 將蝦子水煮後縱切成一半。小黃瓜切成細絲，香菜切成4～5㎝長。把萵苣撕成大片。
2. 將醬汁的材料混合備用。
3. 將生春捲皮放入溫水中快速涮一下回軟。在靠近身體這側的生春捲皮放上萵苣、小黃瓜、香菜後往前捲一圈，再放上香菜及蝦仁捲起。然後切成一半，方便食用。

保存期限1天

西西里燉菜（1人份）

【材料】

茄子（切成扇形片）……1條
櫛瓜（切成扇形片）……1/2條
紅、黃彩椒（2㎝丁狀）……各1/2個
羅勒……1根
培根（長方形薄片）……1片
番茄罐頭……200g
橄欖油……適量
鹽……1/3小匙
胡椒……少許

【作法】

1. 將茄子及1大匙橄欖油放入平底鍋中，讓茄子均勻裹上油之後開火，以中火拌炒。炒熟之後先取出，放入盤中備用。
2. 在平底鍋中倒入1大匙橄欖油，放入櫛瓜、彩椒拌炒均勻。炒軟之後，加入培根、罐頭番茄、1/2杯水（分量外）及羅勒的莖。煮沸後放入茄子，加入鹽及胡椒，煮到湯汁收乾為止。最後盛入盤中，再撒上羅勒葉。

保存期限5天

海帶芽玉子燒（1人份）

【材料】

新鮮海帶芽（3～4㎝片狀）……30g
蛋……3個
高湯……2大匙
鹽……1小撮
沙拉油……適量

【作法】

1. 將蛋打散，加入高湯、鹽及海帶芽。
2. 將平底鍋燒熱，倒入沙拉油後，再倒入1/3分量的1。將整體攪拌至半熟狀態後，把蛋皮往內捲起，調整好形狀，再將捲好的蛋皮往前推至鍋子前端。
3. 再次加入適量的沙拉油後，倒入剩下蛋液一半的分量，把蛋皮往內捲起。以相同的方式再次煎成蛋皮捲起。
4. 煎好之後取出玉子燒，稍微放涼後再分切。

保存期限3天

基礎知識
腸道不適
飲食生活（FODMAP）
生活習慣
運動、按摩

薑味檸檬蒸雞腿肉（1人份）

【材料】

雞腿肉……1塊（約300g）
鹽……1/2小匙
胡椒……少許
檸檬……1/2個
薑（磨成泥狀）……1小塊
秋葵……4根

【作法】

1. 切2片檸檬薄片備用，其餘部分榨成汁。將雞肉切成一口大小，秋葵以滾刀法切成一半或3等分。
2. 在耐熱容器中放入雞肉、鹽、胡椒、檸檬、檸檬汁、薑泥搓揉均勻，使其入味。將醃好的雞肉鋪平，放上秋葵，蓋上保鮮膜，以微波爐（600W）加熱3～4分鐘。

保存期限3天

溫野菜堅果沙拉（1人份）

【材料】

青花菜……1/4顆
胡蘿蔔……1/2根
南瓜……100g
蕪菁……1個
高麗菜……2片
杏仁片……2大匙

〈淋醬〉
醋……1/2大匙
鹽……2小撮
胡椒……少許
橄欖油……1大匙
帕馬森起司……1大匙

【作法】

1. 將青花菜分成小朵，胡蘿蔔切成5㎜厚的圓片，南瓜切成5㎜厚的薄片，蕪菁切成瓣狀，高麗菜切成段狀。
2. 將杏仁片用小火炒成金黃色備用。把淋醬的材料混合備用。
3. 將胡蘿蔔及南瓜排放在鍋子或小的平底鍋中。灑上2大匙的水（分量外），蓋上鍋蓋後，以偏弱的中火加熱5分鐘。接著加入青花菜、蕪菁、高麗菜，再加1大匙的水後蓋上鍋蓋，加熱4分鐘。
4. 將蔬菜盛入盤中，撒上杏仁片後淋上醬汁。

保存期限2天

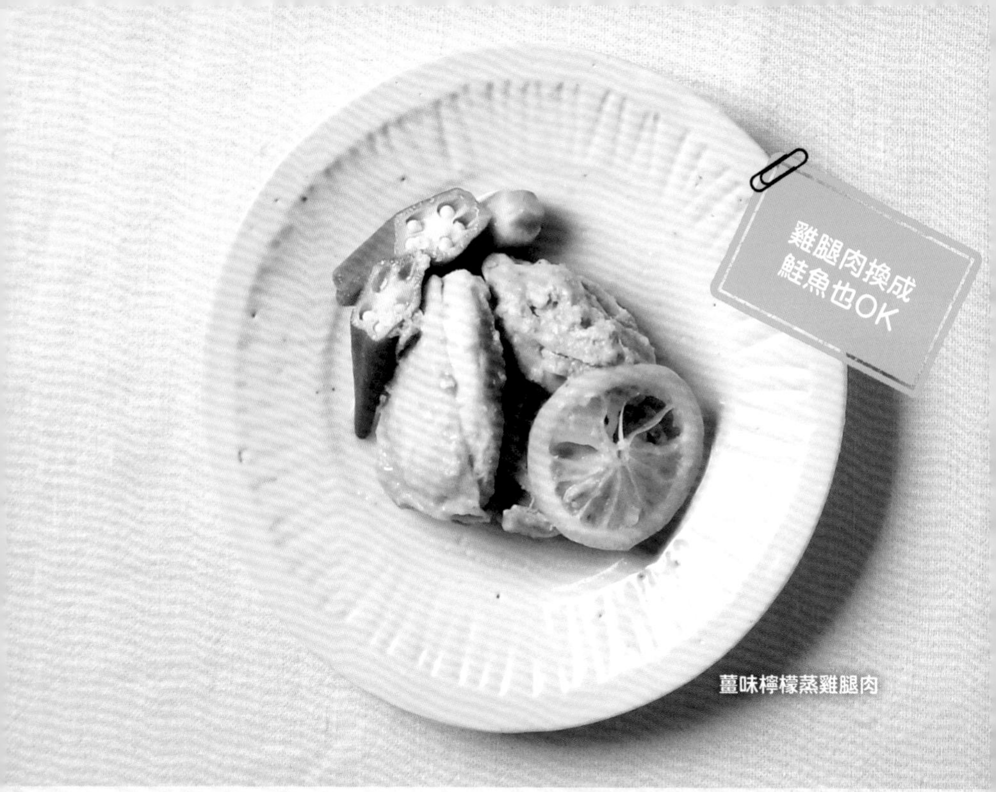

雞腿肉換成
鮭魚也OK

薑味檸檬蒸雞腿肉

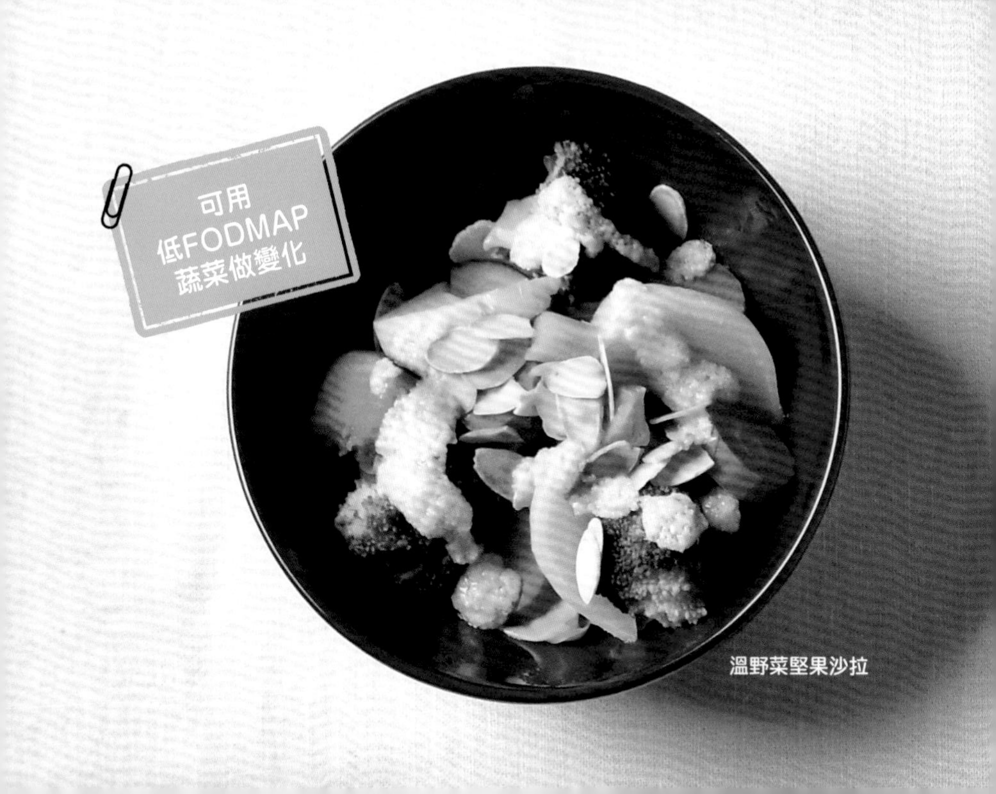

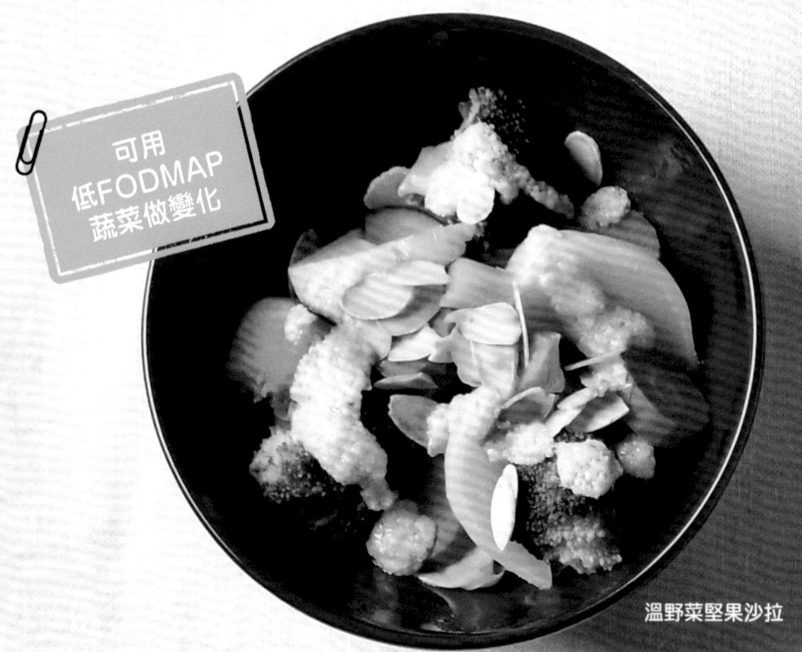

溫野菜堅果沙拉

湯品 1 番茄海瓜子湯（2人份）

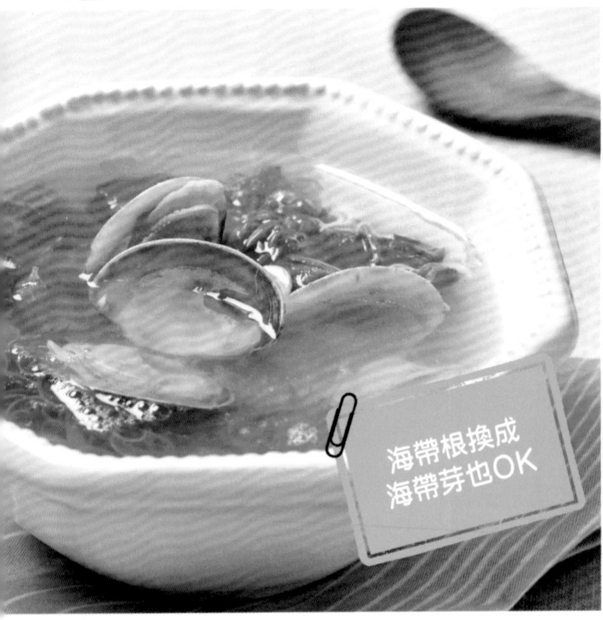
海帶根換成
海帶芽也OK

【材料】

海瓜子……120g
番茄……1小顆
海帶根……50g
高湯（鰹魚+昆布）……2杯
鹽……少許
胡椒……少許

【作法】

1. 讓海瓜子吐沙後，將外殼互搓洗淨備用。番茄切成滾刀塊。
2. 將高湯及1放入鍋中，開火加熱。等湯汁煮沸、海瓜子的殼都打開之後，撈除雜質，加入鹽及胡椒調味。放入海帶根後關火。

保存期限2天

湯品 2 蔬菜雞腿燉湯（2人份）

【材料】

帶骨雞腿……2支
馬鈴薯……1個
高麗菜……2片
胡蘿蔔……1/2根
白蘿蔔……1/8條
月桂葉……1片
鹽……1/2小匙
胡椒……少許

【作法】

1. 將雞肉及3杯水（分量外）放入鍋中，開火加熱。煮沸之後撈除雜質，加入月桂葉，以小火繼續燉煮10分鐘。
2. 將馬鈴薯、高麗菜、胡蘿蔔、白蘿蔔切成方便入口的大小。
3. 將2及鹽、胡椒放入1的鍋中，煮15分鐘。

保存期限2天

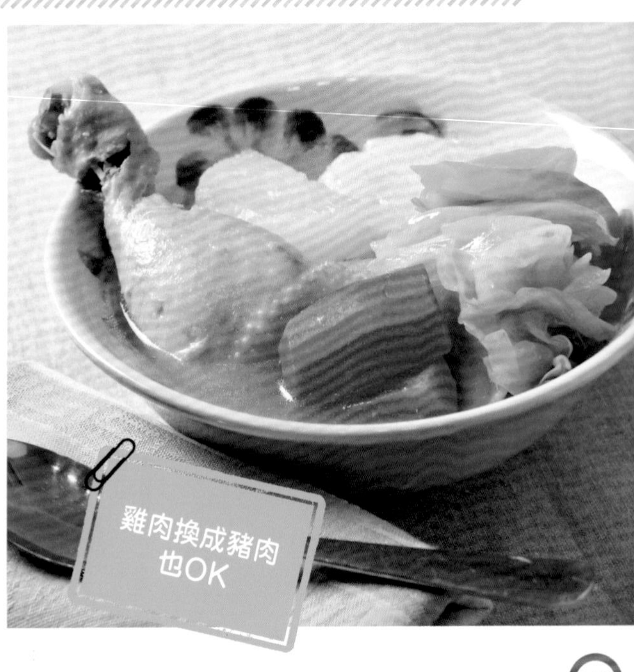
雞肉換成豬肉
也OK

湯品
3

豬肉白菜薑絲清湯（2人份）

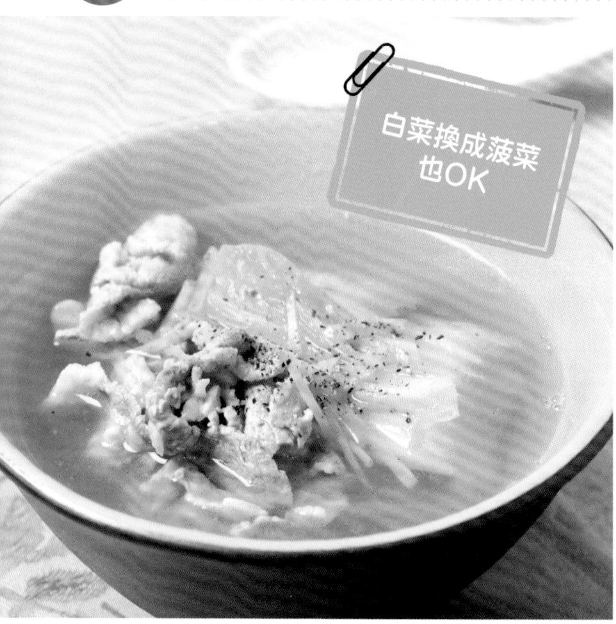
白菜換成菠菜
也OK

【材料】

豬肉（薄片）……100g
白菜……2片
薑……1小塊
高湯（鰹魚+昆布）……2杯
鹽……1/3小匙
胡椒……少許

【作法】

1. 將豬肉切成一口大小，白菜斜切成片狀，薑則切成細絲。
2. 在鍋中倒入高湯，煮沸後放入豬肉。將雜質撈除，加入白菜及薑絲繼續煮。
3. 將白菜煮成喜歡的軟硬度之後，以鹽及胡椒調味。

保存期限2天

湯品
4

茄子秋葵芝麻味噌湯（2人份）

【材料】

茄子……1條
秋葵……3根
高湯（鰹魚+昆布）……2杯
味噌……2大匙
白芝麻粉……1大匙

【作法】

1. 把茄子皮間隔削掉，使其產生紫白相間的紋路，再切成1㎝厚的片狀。秋葵切成1㎝厚的片狀。
2. 將高湯、茄子、秋葵放入鍋中，開火加熱。沸騰後繼續煮2～3分鐘，待材料煮熟後，將味噌溶入湯裡，盛入碗中，再撒上白芝麻粉。

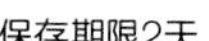
保存期限2天

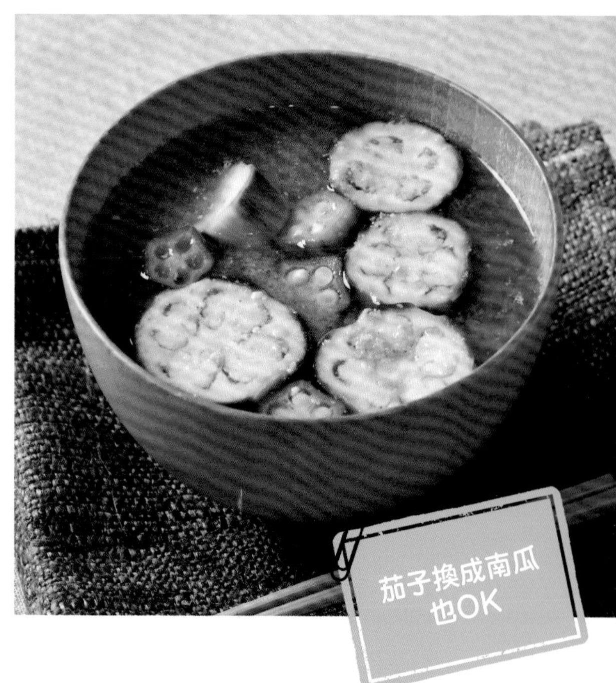
茄子換成南瓜
也OK

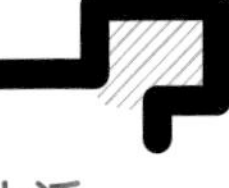

6

「吃7分飽」可以活化長壽基因

決定人類壽命的一大要素是「基因」。其中有種名為「SIRT1」的基因和壽命相關，而我們已經得知「飲食」能大幅左右這個基因。

首先必須要做的事是控制熱量。每餐都維持在7分飽的分量，可以讓消化作用更活躍，也能在夜間睡眠時間給腸胃一段空腹的時間。這種接近飢餓的狀態是最能刺激SIRT1基因活化的環境。在以老鼠進行的實驗中，也得到了限制熱量能延長壽命的結果。SIRT1基因活動時，可以在夜間活化抗老化作用。除了能抑制肌膚老化及體脂肪增加外，也能預防腦中風及失智症等疾病。

除此之外，還要多注意高脂肪及高熱量的食品。因為消化脂肪需要花費較多時間，腸道的運作也會變得遲緩。腸道運作變慢時，糞便通過大腸的時間也會拉長，進而使有害物質在腸道中停留的時間變長，可能會因此導致大腸癌。所以，要避免攝取高脂肪的食品，並且維持規律的用餐時間及吃七分飽的飲食習慣。

影響壽命的長壽基因

什麼是造成老化的端粒？

端粒（Telomere）

位於染色體末端的細胞構造。每次細胞分裂時就會變短，和老化有密切的關係。

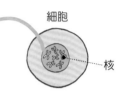

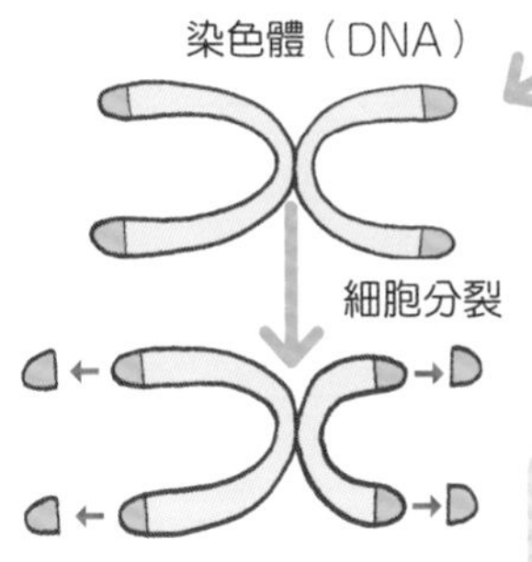

端粒變短＝老化

染色體變短後，狀態會變得不穩定，基因容易產生變異而引起疾病與老化。

因此 端粒較長的人比較健康、長壽！

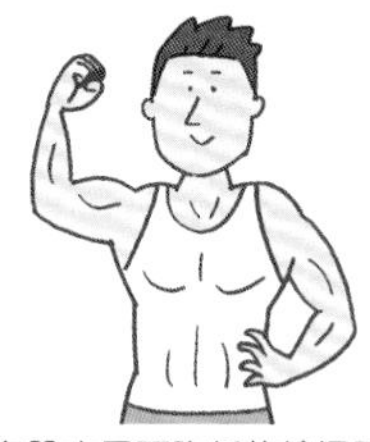

在肌肉量不降低的情況下
減少體脂肪

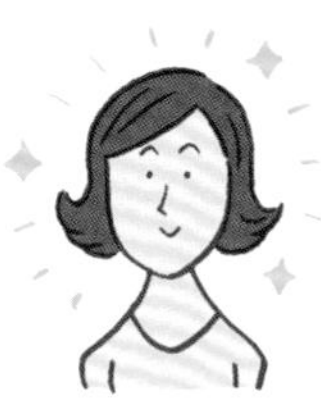

即使同齡
外觀年齡也會有差別

使端粒延長的生活習慣

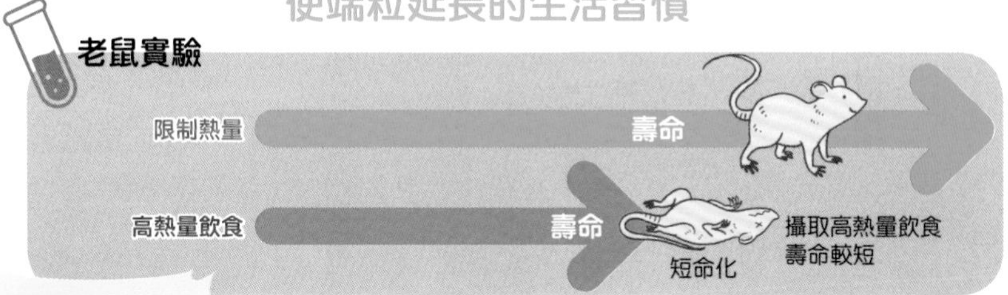

・限制熱量
・每餐控制在7分飽很重要！

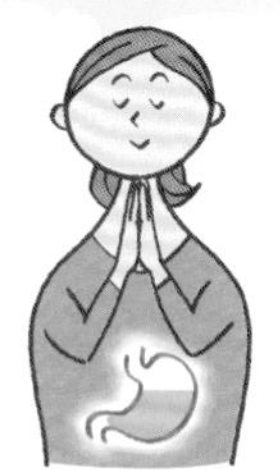

SIRT1基因
被稱為長壽基因，可以延長壽命，防止老化。

限制熱量可以使端粒活性化

接近飢餓的狀態可以活化SIRT1基因，防止端粒縮短

7 使用中藥輕鬆改善便祕、腹瀉

因為「中藥」使用的是天然成分，所以被認為是一種健康的藥物。其特色是藥方使用了許多生藥（天然藥物）搭配而成，副作用及成癮性均很低。

可以治療便祕症狀的生藥也有許多種，例如可以軟化糞便的「**火麻仁**」及「**芒硝**」；以及可以刺激腸道、促進排便的「**大黃**」。不過大黃本身也會引發腹痛及腹瀉等症狀，因此通常會搭配可以抑制疼痛的「**甘草**」使用。只要不是長期濫用的話，中藥對腸道而言可說是較溫和的便祕藥。

對於腸道來說，腸內細菌是十分重要的存在。近年來，有種從大豆異黃酮中產生的荷爾蒙「雌馬酚」（P62），因為可以維持女性的美麗與健康而開始受到矚目。不過，只有帶有雌馬酚產生菌的人才能自行製造雌馬酚，在日本人中，平均每2人只有1人帶有這種細菌。此外，產生雌馬酚需要1～2天，而且也無法貯存於體內。即使本身帶有雌馬酚產生菌，也有可能因為腸道環境的因素而無法製造出雌馬酚。除了多吃大豆食品外，建議也可以透過營養補給品來補充雌馬酚。各位可以根據自己需要的成分，找出適合自身體質的中藥與營養補給品。

※使用中藥及營養補給品應先諮詢專業人員意見。

有效治療便祕的中藥6選！

減輕腹脹、腹痛！

大建中湯

適用於有腹脹、腹痛煩惱的人。具有強力的暖腹效果，可以增進大腸及小腸的血液循環，使腸道作用恢復正常。藥方中不含具有刺激性的瀉藥「大黃」，對腸道來說較為溫和。

還具有減肥效果！

防風通聖散

適用於容易便祕，以及皮下脂肪較多，有肥胖傾向的人。可藉由改善身體的水分循環，讓排便更順暢。服用1～2週就能達到理想的排便狀況。

有效治療頑固性便祕！

桂枝加芍藥大黃湯

適用於想在短時間之內改善便祕的人。以大黃刺激腸道，改善排便問題。此外，因為芍藥能減緩疼痛，所以也有治療腹脹及腹痛的效果。此藥方同時也具有軟便的功效，不建議腹瀉的患者服用。

麻子仁丸

適用於有便祕困擾的高齡者。其中含有能將水分引入腸道中的「火麻仁」，具有軟便的效果。不含可能會引發高血壓及浮腫的「甘草」，也很適合高齡者與腸胃較弱的人服用。

適合無法接受強烈刺激的人！

潤腸湯

適用於想要和緩地改善便祕的人。藉由滋潤腸道，適度地刺激腸道機能，達到穩定的效果。因為刺激性不高，所以使用的重點是在1個月內連續服用。

適合腸胃虛弱的人！

大黃甘草湯

適用於想要快速治療便祕及腹痛的人。以具有消除便祕功效的大黃與甘草製成，帶有刺激性。雖然甘草可以舒緩腹痛，但還是要注意不能喝太多。

建議可用來補充雌馬酚的營養補給品

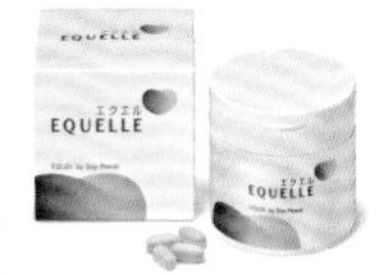

『EQUELLE』

藉由蘊藏在大豆中的功效來維持女性的健康與美麗。
這是以乳酸菌使大豆發酵所製成的雌馬酚營養食品。
食用4粒可攝取10mg的雌馬酚。
（日本大塚製藥株式會社）

※建議諮詢專業人員意見。

飲食生活

8 便祕時喝「硬水」，排出軟便時喝「軟水」！

為了改善便祕、腹瀉的情況，可以藉由選擇不同的水質來改變腸道的運作。日本主要的飲用水是礦物質含量少，口感較溫和順口的「**軟水**」（註：台灣地區的自來水水質大多屬於硬水，香港則為軟水）。成分上的特徵是礦物質含量少，水中鈣及鎂的濃度較低。軟水可以在不對腸胃造成負擔的情況下，將老廢物質排出體外，適合有腹瀉傾向的人飲用。

另一方面，「**硬水**」的礦物質含量多，對人體造成的滲透壓也較高，可以維持腸道內的水分含量，使糞便變軟，因此，硬水具有改善便祕的效果。雖然硬水的主要產地在歐洲，但是在日本的超市也買得到。

雖說對腸道不適的人而言，水基本上就是最好的飲料，但也不是完全禁止飲酒。只要避免含有FODMAP這種醣類的酒，例如蘭姆酒、蘋果酒等甜酒，選擇威士忌及啤酒的話就沒問題。不過，酒精有時也會刺激腸道蠕動，注意不要喝太多。

在腸道狀況不好時，咖啡對腸道來說是一種刺激，有腹瀉症狀的人要少喝。建議一天最多一杯較為理想。

以肚子的狀態來決定！水的選擇方式

水分含量約80%

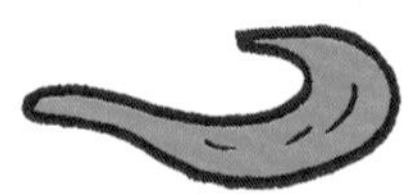

理想的
香蕉狀糞便
詳情請見P42

健康的人
糞便中約含有80%的水分

想排出理想的糞便就要在飲用水的選擇上多留意

因此
不妨依不適症狀來選擇使用軟水、硬水吧！

不適①
糞便過軟
腹瀉類型的人

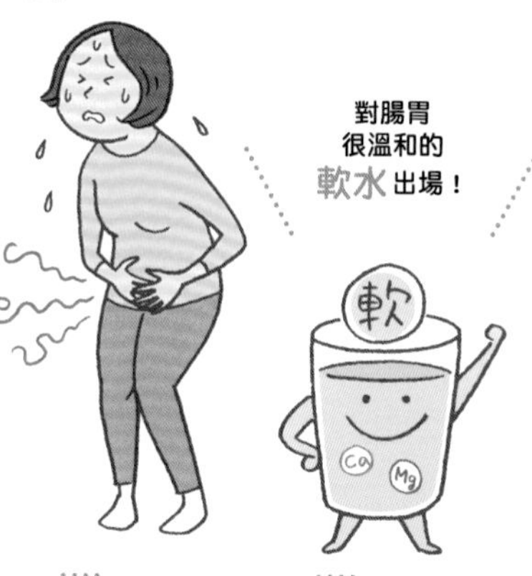
對腸胃
很溫和的
軟水出場！
軟
Ca
Mg

軟水的特徵
- 礦物質含量少
- 口感溫和順口
- 主要產地為日本

效果

利於身體吸收，可以在不對腸胃造成負擔的情況下排出老廢物質

不適②
糞便過硬
便祕類型的人

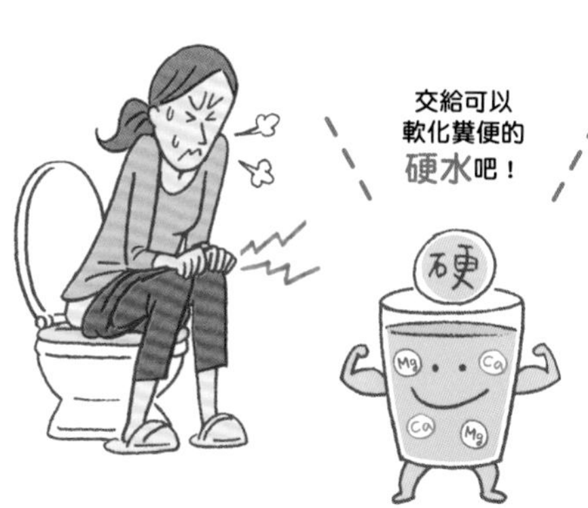
交給可以
軟化糞便的
硬水吧！
硬
Mg
Ca

硬水的特徵
- 礦物質含量多
- 帶有苦味，口感較澀
- 主要產地為歐洲

效果

利用礦物質含量維持腸道內的水分，使糞便變軟

COLUMN 3

腸道手術後該如何保養？

手術順利結束後，就要重返日常生活了，不少人對於術後照護應該會感到些許不安，像是「術後應該要注意什麼？」、「身體大概什麼時候才會完全恢復？」等等。

腸道手術的患部，**大多是發生於結腸、直腸、肛門的大腸癌。**以下會介紹關於大腸癌手術的基礎知識，以及手術後注意事項。重回日常生活的恢復期長短因人而異，手術方式也會有所影響，因此恢復時間僅供參考，並非絕對。

處理結腸癌的**結腸切除手術是將包含惡性腫瘤在內的部分腸道切除之後，再將腸道連接起來的一種手術**。切除的範圍取決於惡性腫瘤位在腸道的哪個部分。這種手術的傷口較小，因此術後的疼痛感和其他手術相比較少，對身體的負擔也很小。大約2～3天後就可以進食了。如果是直腸癌，則會根據腫瘤的位置區分為2種不同的手術方式。一種是**保留肛門的直腸切除術**，另一種則是**切除肛門及周圍括約肌的直腸切斷術**。接受這2種手術的患者中，較常見的問題是排便次數增加，其中也有人一天排便多達10次以上，這種症狀會在數個月到數年間慢慢地恢復。

術後要特別注意的是飲食狀況。切記要細嚼慢嚥，吃到7分飽即可，不要一次吃太多東西。還有要避免攝取高脂肪的食物，纖維質較多的食品要切碎以利消化等，在進食方式上要多加留意。為了防止便祕，也別忘了攝取充足的水分。

第4章

每天都舒暢！整頓腸道的生活習慣&運動、按摩

1 你就是腸道的經營者！「黑心企業」一定會失敗！

促進腸道健康靠的不只是飲食，還要有正確的生活習慣。將有不適症狀的腸道調整至正常狀態，等同於做好自己的身體管理。不讓腸道以正確的方式運作，導致腸內環境惡化，就好比升高員工不滿情緒的「黑心企業」一樣。

那要怎麼做，才能讓腸道保持良好的運作呢？腸道的主要工作是空腹時的運動及進食時的運動。令人意外的是，腸道在進食後運動幅度會變小，一直到餐後4小時有空腹感時才會開始進行強烈的收縮，這段腸道的清潔時間稱為「MMC」（P64）。

也就是說，製造空腹時間對腸道來說是很重要的。因為腸道在睡眠中也會持續活動，所以最好在晚上8點前結束晚餐，這樣4小時後的凌晨12點就可以開始進行清掃作業了。晚上吃宵夜會迫使腸道在深夜工作，妨礙到隔天的活動。

想用「良心企業」的方式改善腸內環境的話，必須要有空腹時間的概念，正餐之間不要吃點心，並維持規律的生活。除了飲食之外，適度的運動及睡眠也很重要。

紊亂的生活習慣使腸道暴走！

緊湊的行程，沒有休息時間

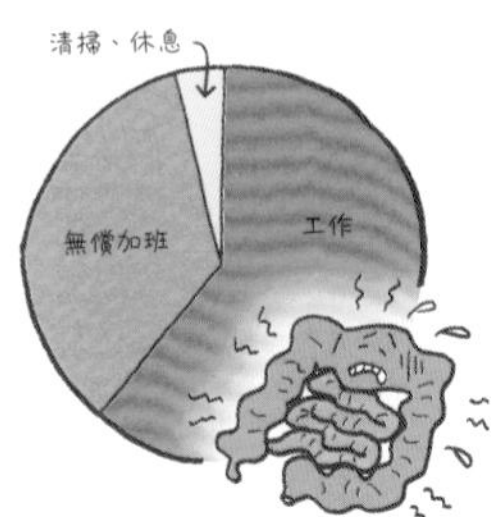

若持續不斷地進食，就沒有空腹時間能進行清掃作業了。腐敗的食物在腸內停留會使壞菌增加。

辛苦加班直到深夜

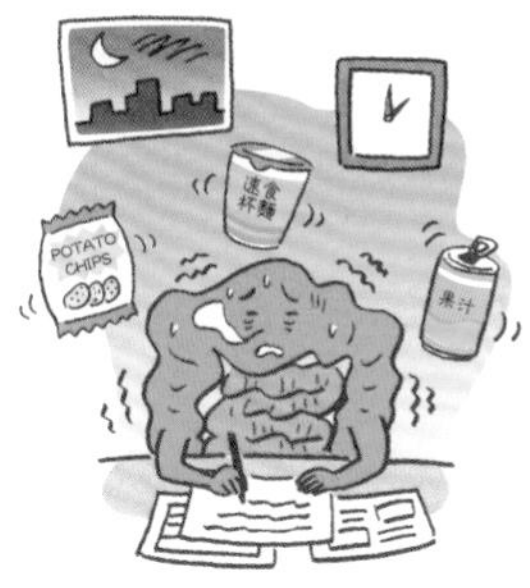

半夜進食的話，在深夜運作功能減弱的腸道便需要消耗較大的能量，這會對腸道造成很大的負擔，也會影響隔天的運作狀況。

黑心經營者的無理要求

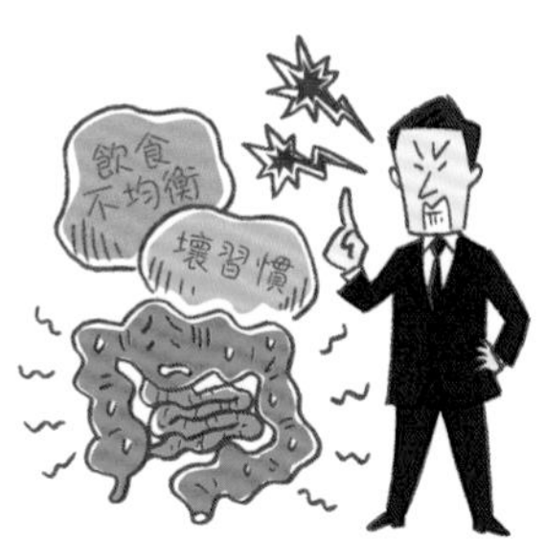

飲食不均衡和睡眠不足等不健康的生活習慣會妨礙腸道的正常運作。在要求腸道工作前，不妨先重新檢視自己的生活習慣。

腸道對黑心企業爆發不滿

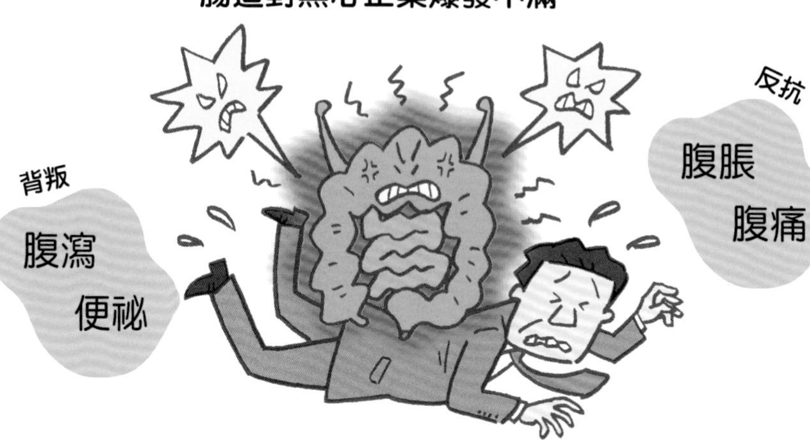

原本乖乖工作的腸道被迫一直在混亂的環境中工作，就會開始作亂，造成便祕及腹瀉等不適症狀。

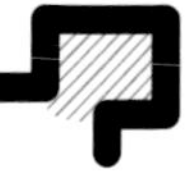

生活習慣

2

「長時間坐著」會提升罹患大腸癌的風險

現在已知持續維持坐姿6小時會增加罹患大腸癌的風險，還會提高死亡率。為什麼坐太久對腸道不好呢？

答案中雖然包含了各種因素，但是其中最為相關的是「膽汁」。由肝臟製造，並在膽囊被濃縮而成的「膽汁」，在小腸中具有殺菌效果，可以消滅過度增生的細菌。坐著的時間過長會使膽汁的流動狀況變差，細菌就很容易繁殖。也就是說，運動不足會使腸內的有害物質增加，有可能會有腸道不適的風險。1小時站起來一次就能避開久坐的壞處。不過，運動一次是沒有效果的，所以還是要勤勞地站起來動一動比較重要。

還有，當腸內感到疲勞時，便會製造對身體帶來負擔的活性氧。建議可以吃一些「即食雞胸肉」來減少活性氧，因為其中含有豐富的「含組氨酸的二肽（Imidazole Dipeptide）」這種抗疲勞物質，可以使人不易感到疲勞。雞肉也是腸道手術後可以吃的易消化食材。盡量避免久坐，注意飲食都是維持腸道健康的必要條件。

坐太久會提高死亡率的原因

損害腦部！

坐在辦公桌前工作，身體動都沒有動，而且用眼過度，這會使得交感神經過度活躍，對腦部造成傷害。酵素無法被輸送到腦部時，就會造成工作和生活上的疲勞難以消除的狀態。

姿勢不良會降低代謝率！

長時間駝背會使熱量的代謝變差，導致燃燒體脂肪的荷爾蒙無法活化，造成肥胖及生活習慣病。

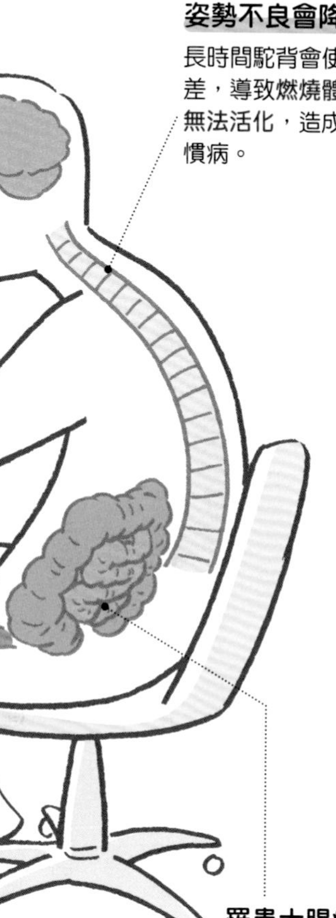

罹患大腸癌的風險！

在某個位置維持不動的狀態，會使膽汁的流動狀況變差，讓有害物質滯留在腸內，形成致癌因素。

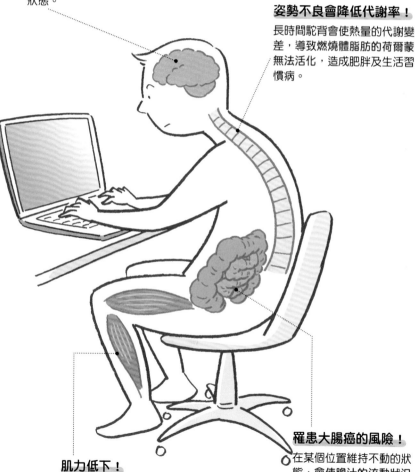

肌力低下！

因為沒有在動，造成腿部肌肉的代謝機能低下，很容易變胖。

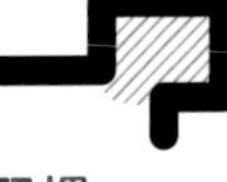

生活習慣

3 藉由「波動能量」療癒腸道！

現代人大多都待在室內恆溫的辦公室中，坐在桌前，生活中充斥著人造的光線及聲音。即使正在工作的人沒有感覺，對腸道來說卻是一種極大的壓力。

而藉由「波動能量」，可以讓平常承受過多壓力的腸道獲得療癒。波動指的是自然界的動態，例如在晴朗的日子裡散步時所能感覺到的事物，像是日光、風的吹拂，還有樹木及花朵的香氣等。

綠茶的香氣是我們生活中隨手可得的「波動能量」。綠茶的芳香可以立即對腸道產生影響，只要聞一聞茶葉罐的香味就能消除腸道疲勞，帶來放鬆的效果。

或許就是因為能夠感受到波動的機會很少的關係，所以都市裡才有許多過敏性腸症候群患者。有數據顯示，PM2・5及空氣汙染都會使腸道發炎的症狀惡化，都市生活也會對腸道造成壓力。

不要長時間待在室內，不妨走到戶外吹吹風、曬曬太陽，或是到森林裡散步，找機會遠離現代文明的環境，試著給自己一天一次感受「波動」的時間吧。

產生幸福感的「波動」效果

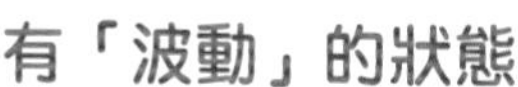

沒有「波動」的狀態

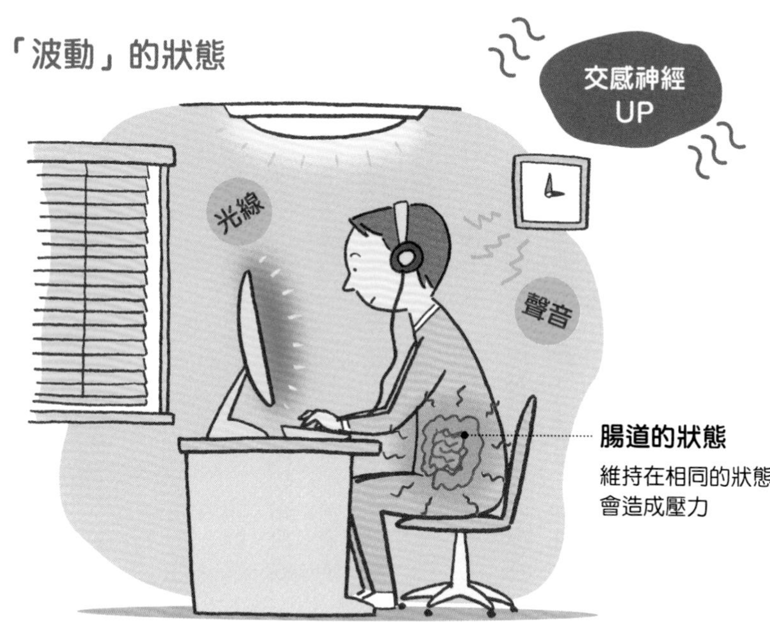
交感神經
UP
光線
聲音
腸道的狀態
維持在相同的狀態
會造成壓力

有「波動」的狀態

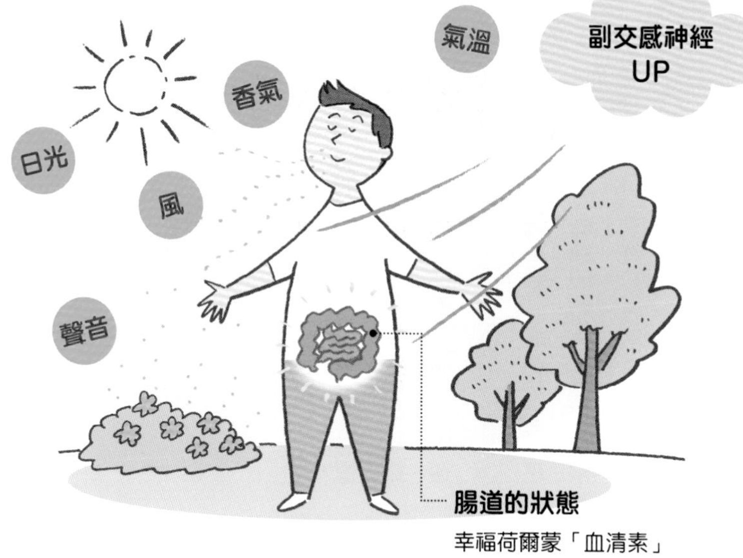
氣溫
副交感神經
UP
香氣
日光
風
聲音
腸道的狀態
幸福荷爾蒙「血清素」
增加

生活習慣

4

「每週寫3次日記」讓血清素增加的習慣

人在感到「快樂、幸福」的時候，也會對腸道帶來正面的影響。大腦會分泌血清素這種幸福荷爾蒙，藉由調整自律神經，使腸道運作更加順暢。想要增加血清素，就必須適時地消除壓力。

事情進展不順利時，感到焦躁是必然的。這種時候，將一天之中發生的事情和心情寫在日記裡，可以有效地消除壓力。腸道不適時，很容易累積煩惱及不安的情緒。因此，可以透過自我揭露（Self-Disclosure）這種方法盡量抒發，減少壓力累積的情況。做法是每週3次，每次最少花20分鐘，只要將當天發生的好事、壞事都寫在紙上就可以了。如此一來便能減輕壓力，改善腸道狀況。

另外還有一個推薦的方法，就是正念冥想（Mindfulness Meditation）。藉由停止紊亂的思緒，專注於現在發生的事，讓內心回復到平穩的狀態。閉上眼睛，把意識放在自己身體的動作上，然後試著深呼吸，便能感覺情緒慢慢地穩定下來了。一起藉由舒緩壓力來減輕腸道的負擔吧。

每週寫3次日記對腸道帶來的效果

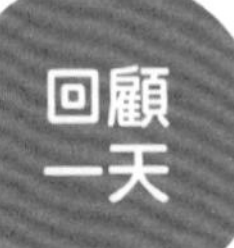

目的、效果

- 自我揭露（Self-Disclosure）
- 避免累積壓力

其他效果

- 氣喘發作減輕
- 類風濕性關節炎的疼痛減輕等

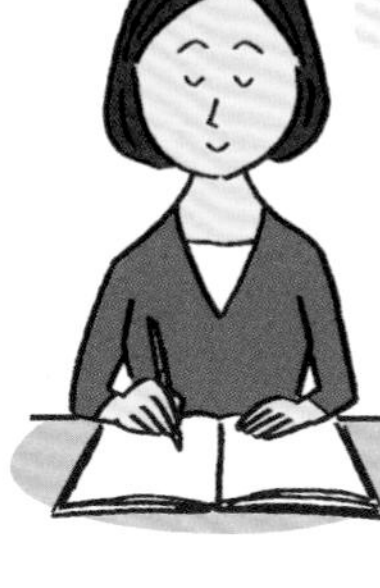

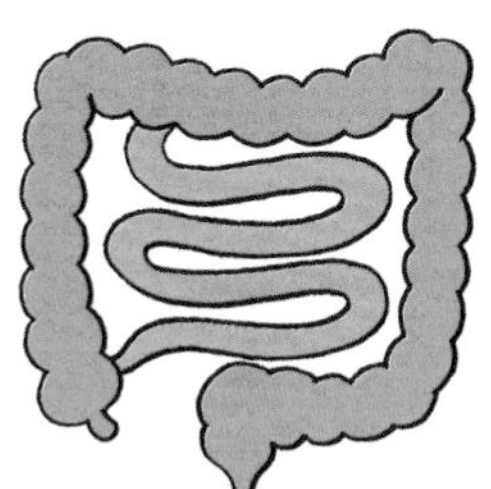

每週至少3次，最好花20分鐘進行

整頓腸道

調整自律神經

目的、效果

- 幸福荷爾蒙「血清素」增加
- 使腸內活動變活躍

目的、效果

- 讓副交感神經占優勢，身心處於穩定狀態

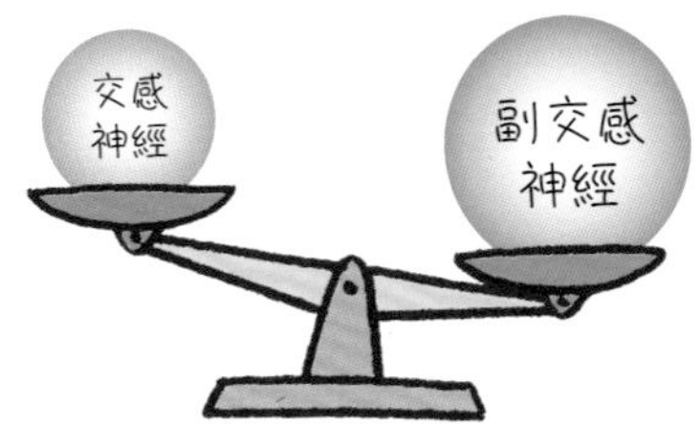

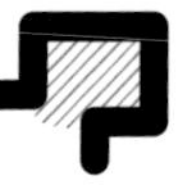

生活習慣

5 消除便祕的「最佳如廁習慣」

這裡要介紹的是使排便順暢的如廁習慣，希望因為便祕及腹瀉而苦的人能夠舒暢地度過每一天。

首先，每天一定要吃早餐。早餐就像啟動腸道的開關，可以維持一天的節奏。此外，即使沒有便意，建議每天還是要蹲廁所5分鐘，養成規律排便的習慣。排便的重點在於抬起腳跟，做出身體前傾的姿勢，讓直腸到肛門呈一直線，使糞便容易排出。也可以試試左右扭轉身體，同時憋氣、腹部用力。

不過，為了不對身體造成負擔，憋氣用力的動作不要超過5分鐘。無論如何都無法排便時，讓手沾一點冷水，透過「寒冷刺激」也很有效。因為自律神經受到刺激時，腸道蠕動也會比較活躍。此外，藉由喝水增加腸道的黏液也有助於排便。建議一天攝取2公升以上的水分。唾液也有提升消化機能的效果，建議可以嚼食口香糖。因為排便不順而感到著急的話，交感神經的作用會使腸道運作機能降低，如此一來就更難產生便意了。請盡可能保持輕鬆的心情吧。

告別便祕、腹瀉的「4個如廁習慣」

1 吃早餐

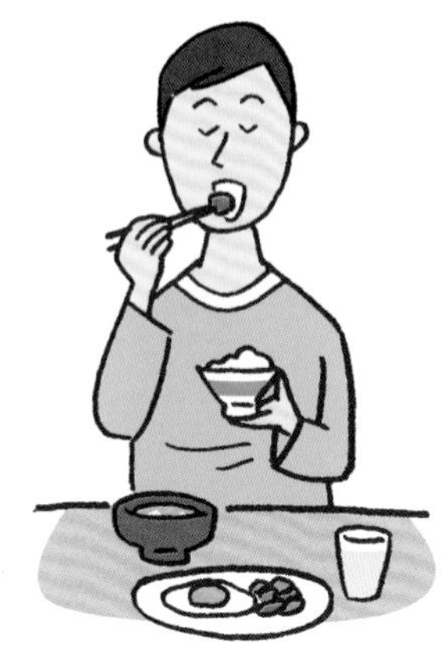

起床之後一定要吃早餐。食物進到腸道時會引起反射作用，將前一天堆積在乙狀結腸的糞便排出。

2 總之先去蹲廁所5分鐘

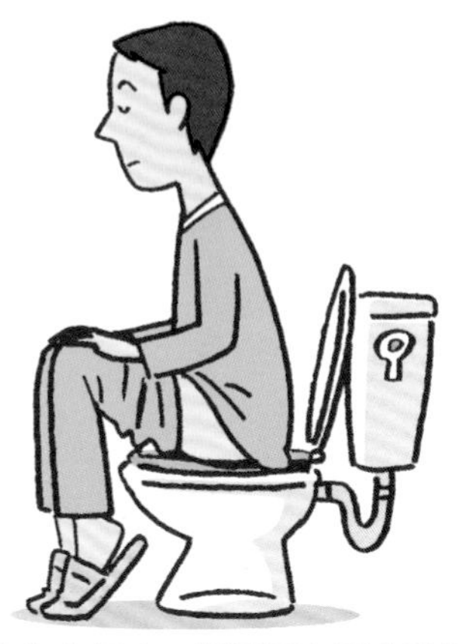

即使沒有便意，還是要在固定時間到廁所蹲5分鐘。踮起腳尖可以使乙狀結腸與直腸呈一直線，讓糞便更容易排出。

3 沖冷水

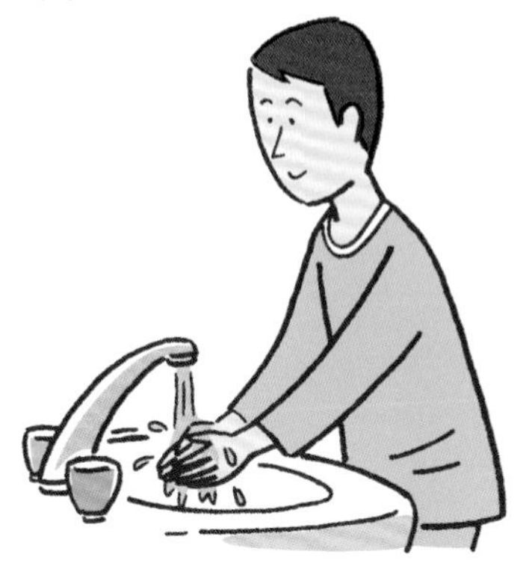

坐在馬桶上還是沒有便意的話，可以試試用冷水沖沖手或是臉。冷的感覺會刺激自律神經，使腸道神經開始作用，進而產生便意。

4 大量攝取水分

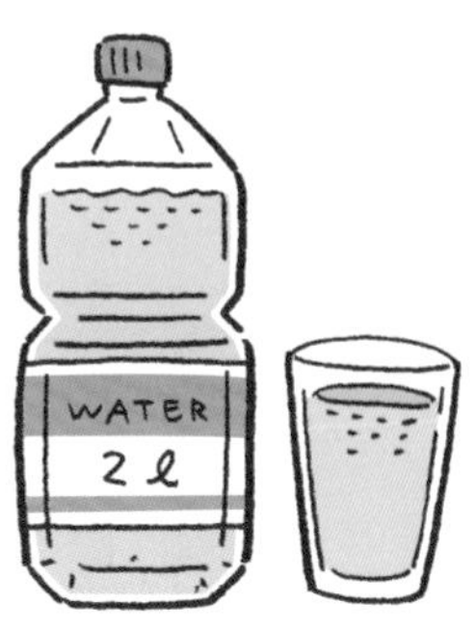

有便祕傾向的人，糞便都像被擠乾一樣，呈現水分不足的狀態。飲用常溫水不僅可以增加腸道血流，還有軟化糞便、讓排便更順暢的效果。

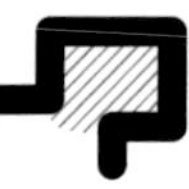

6 具有活化腸道作用的「放鬆的入浴習慣」

容易手腳冰冷是女性常有的煩惱。用手摸摸看腹部，是不是覺得涼涼的呢？事實上，腸道受寒時，血液循環會變差，腸道的活動力也會降低。

因此，這裡要介紹的是，利用溫暖腸道來促進其運作機能的入浴方式。請將水溫設定在38度左右。泡在太熱的水裡會提高交感神經作用，使血管在疲勞的狀態下進行收縮，這樣會減少腸道周圍的血液流量，使腸道的活動力下降。泡15分鐘左右的溫水半身浴可以提升副交感神經作用，讓腸道放鬆。想要提高放鬆效果的話，建議可以一邊聽喜歡的音樂，或是搭配喜歡的香氛入浴劑。

此外，不只是浴室，在寢室裡也可以進行「漸進式肌肉放鬆法」。在浴缸中或是棉被裡仰躺，左右手輪流握拳再慢慢鬆開，雙腳也用同樣的方式出力再放鬆。如此一來就能放鬆肌肉，促進體內的血液循環，讓全身溫暖起來。這個動作也有助眠的效果，能幫助腸道放鬆。

有效緩解腸道不適的入浴習慣

活化腸道的入浴方式

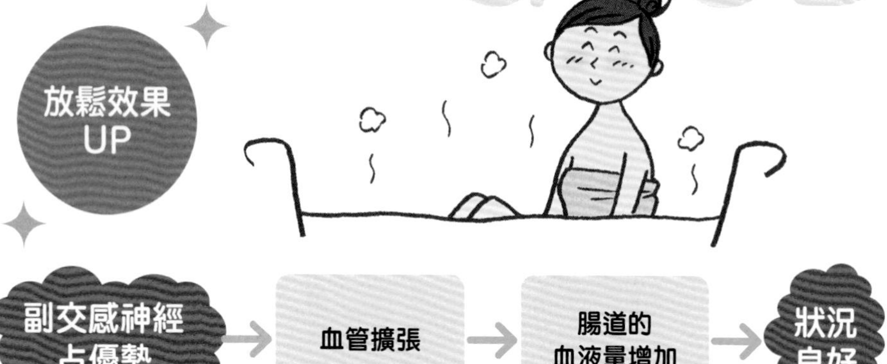

副交感神經占優勢 → 血管擴張 → 腸道的血液量增加 → 狀況良好

泡溫水半身浴可以促進血液循環，提升副交感神經作用
達到放鬆的效果，使腸道運作更加活躍。

增加腸道不適感的入浴方式

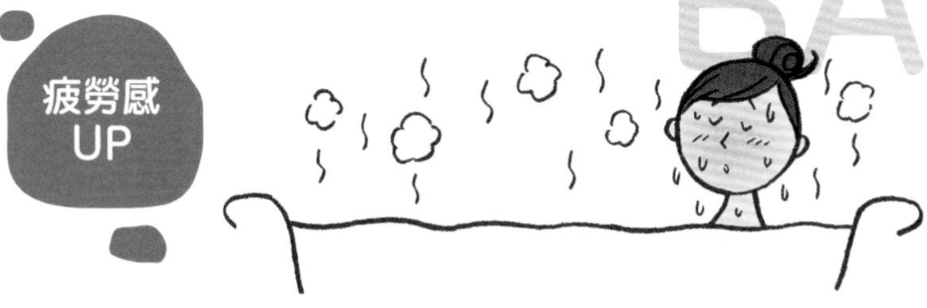

交感神經占優勢 → 血管收縮 → 腸道的血液量減少 → 狀況不佳

長時間浸泡在熱水中會因為疲勞而導致血液循環不佳，
交感神經作用提升也會使腸道的活動力變差。

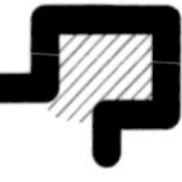

生活習慣

7

睡眠時間是腸道重要的「大掃除時間（MMC）」

腸道進行的「複合位移運動（MMC）」（P64）是一種消化食物的機能，透過增加具有殺菌功能的胃液、膽汁等消化液的分泌，來防止腸內的壞菌增加。其實MMC和睡眠狀況息息相關，淺眠會使自律神經失調，降低腸道的活動力。

許多腸道不適的人都有睡眠障礙的傾向。睡前思考煩惱的事情容易睡不著，還會累積疲勞。因此，建議養成在睡前1小時稱讚自己的習慣。最佳睡眠時間為6～7小時。每天在固定的時間睡覺，對於維持正常的生活節律也很重要。

至於有失眠煩惱的人，則可以多曬太陽，讓身體產生具有助眠效果的「褪黑激素」。此外，也可以透過食物吸收。其中一種是蜆。蜆中含有鳥胺酸，除了能有效緩解宿醉之外，也有促進褪黑激素分泌的功效。由於效果即時可見，又不太會對腸道造成負擔，建議可以在睡前喝點蜆湯。其他像存在於香蕉、牛奶、萵苣等食物中的色胺酸，也可用來製造褪黑激素。

良好的睡眠品質可以整頓腸內環境

腸道的大掃除時間（MMC）

大約時間：進食後 4 小時

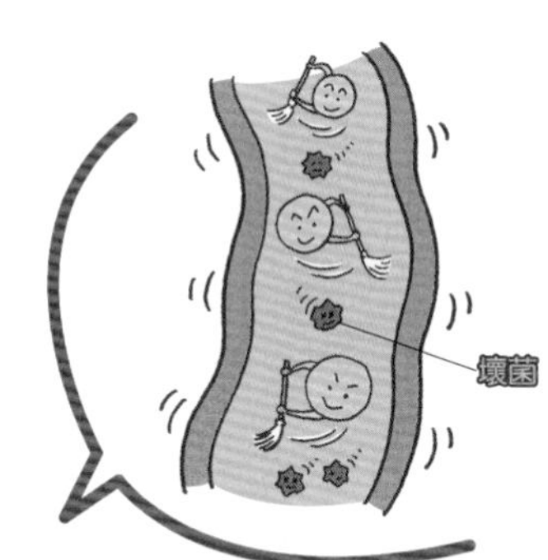

務必要在睡前4小時
結束用餐！

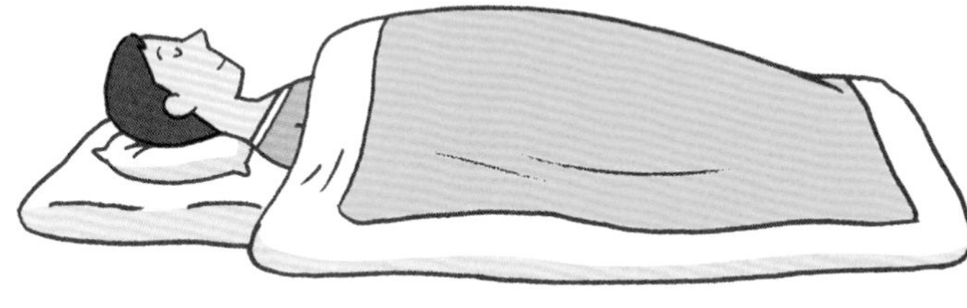

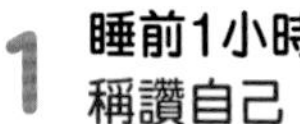

哪些習慣有助於提升睡眠品質呢？

1 睡前1小時
稱讚自己

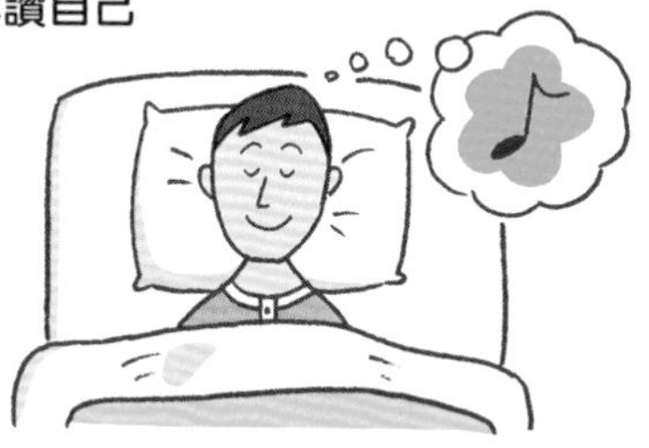

2 曬太陽，
讓身體產生褪黑激素

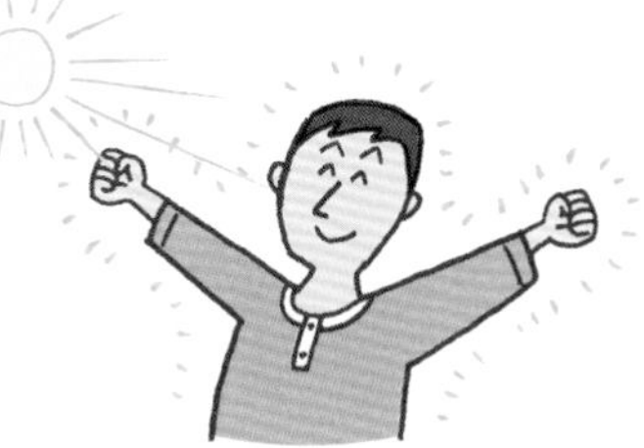

3 喝蜆湯

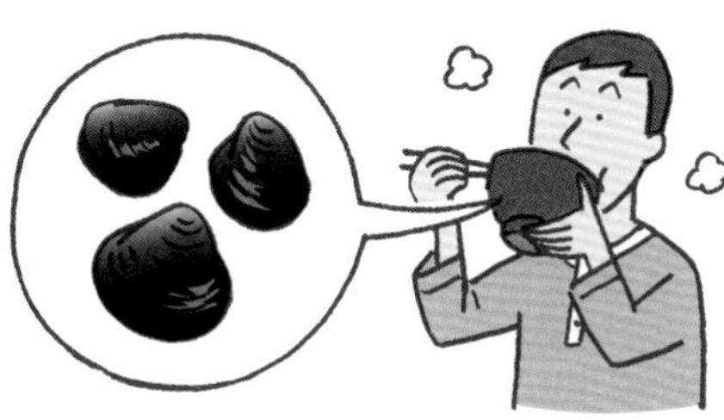

基礎知識
腸道不適
飲食生活
生活習慣
運動、按摩

COLUMN 4

你有沒有用錯便祕藥呢!?

想排乾淨卻一直排出不來的便祕問題，即使一直待在廁所裡也無法解決，而且便祕還會使人焦躁、皮膚粗糙，形成肥胖、浮腫等問題，讓許多人深感困擾。**一般而言，便祕指的是3天以上沒有排便，或是有殘便感的狀態。**說到便祕，通常都會想到女性，因為女性的腸道運作狀況原本就比男性差，所以容易形成便祕體質。不過，**到了70歲以後，因為老化使得排便會使用到的肌肉衰弱，導致男性便祕的人數急遽增加。**

無論男女都無法忍受便祕造成的不適感，因此不知不覺就會依賴「便祕藥」。不過，原本認為可以讓腸道暢通的便祕藥，其實還存在可怕的副作用。為了避免使用便祕藥造成的不適，以下會介紹正確使用便祕藥的最新資訊。

搞錯使用方法就有可能致死，便祕藥真的很可怕

當腸道內的水分不足時，糞便就會變硬，並且阻塞腸道。**因此，便祕藥含有刺激腸道的成分，可以讓水分匯集至腸道內，使糞便變軟並促進排便。**常見的醫院處方及市售便祕藥有「清立飄」、「保可淨散劑」、「便立清」這3種。其實這些都是對大腸具有刺激性的藥物，長期濫用不但無法改善症狀，其副作用還有可能使人一輩子都無法治好便祕，演變成不治之症。

因為這3種便祕藥對腸道具有強烈的刺激性，雖然擁有短暫的效果，但如果長期使用，腸道會逐漸對此藥物失去反應。而且**除了會造成腸道蠕動狀況不佳，還會使腸道膨脹並延展過度**。如此一來就會造成治療困難，

導致便祕改善遙遙無期。這種便祕藥不該每天用，而是出現症狀時再使用即可。

除此之外，還有使用「氧化鎂」製成的便祕藥，因為效果顯著，副作用少，所以容易使用。但是服用劑量超過規定時會造成高鎂血症，有引發心肌梗塞和心律不整的危險，因此要特別注意，不能因為便祕嚴重就自行增加劑量。

日本首見！於便祕診療指南中登場的最新便祕藥

在2017年的「慢性便祕診療指南」中，發表了一些對身體的影響少，而且效果良好的便祕藥。全部共有4種，包括藉由增加膽汁分泌來促進排便的「GOOFICE®（台灣商品名：AJG533）」，以增加腸內水分的方式來促進排便的「Amitiza」及「Linzess」，還有2018年11月開始首次能在日本使用的「MOVICOL」。

在這些藥物之中，最受期待的是「MOVICOL」。在美國，從幼兒到高齡者的慢性便祕治療都已廣泛地使用這種藥物，可以證明其治療效果良好，而且副作用少。日本和他國相比，在便祕治療方面的發展較為緩慢，因此對新的便祕藥有很高的期待。

以錯誤的方式使用便祕藥會對腸道帶來不好的影響，還有可能一生都治不好便祕。因此，不要過度依賴藥物，先從改變生活習慣開始，以自然地消除便祕為目標。

※用藥建議諮詢專業人員意見。

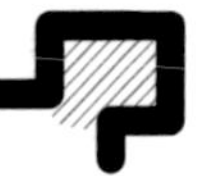

運動、按摩

1 「一天運動15分鐘」可以延長壽命！

各位知道嗎？日本人癌症死亡率的第一名是「大腸癌」。一般認為最大的原因是「運動不足」。不運動的話，腸道的蠕動功能就會變差，讓糞便在腸道內停留的時間變長。如此一來，就會增加腸道和有害物質的接觸時間，提高罹患大腸癌的風險。

有數據顯示，一天只要進行15分鐘的運動並達到微喘的程度，就能降低14％的死亡率。不過，效果最多只持續到100分鐘為止。想要提升效果的話，必須依照不適症狀搭配適合的運動。

死亡率與運動時間的關係

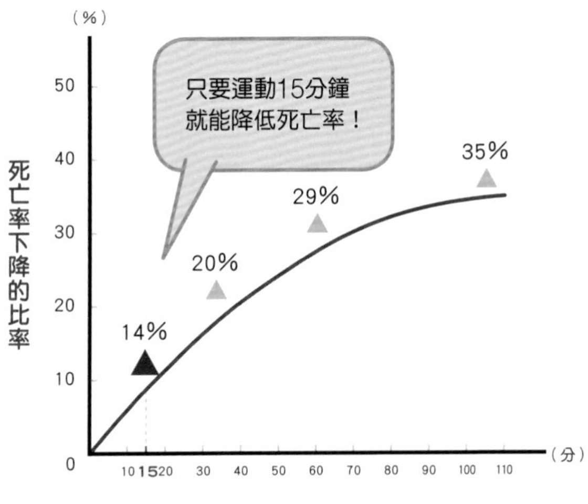

出處：Dr. Chi Pang Wen, MD, et al. The Lancet（2011）

改善腸道環境的15分鐘運動

運動不足與大腸癌的關係

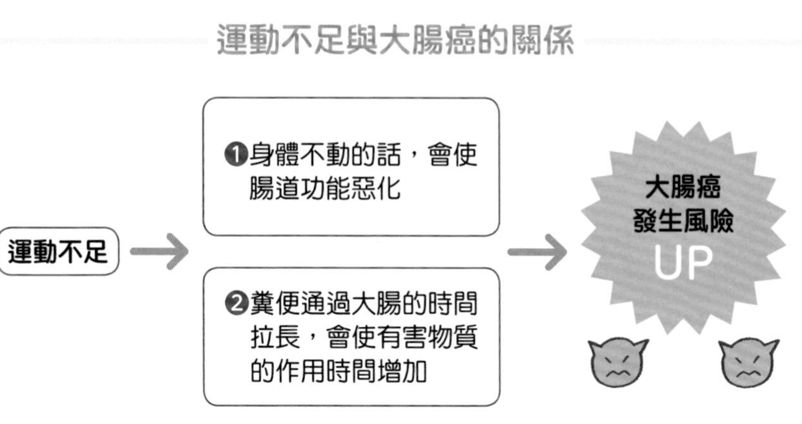
運動不足
❶身體不動的話，會使腸道功能惡化
❷糞便通過大腸的時間拉長，會使有害物質的作用時間增加
大腸癌
發生風險
UP

不同症狀建議進行的運動

有便祕傾向的人

- 深蹲
- 拳擊
- 慢跑

建議進行以上可以增加肌力，而且動作快速的運動

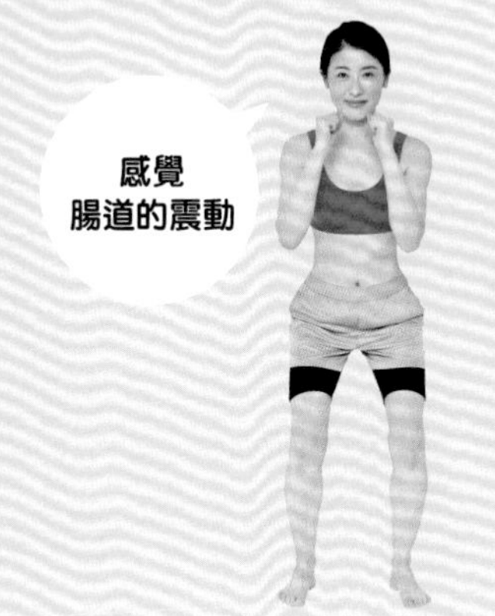
感覺
腸道的震動

有腹瀉傾向的人

- 健走
- 爬樓梯
- 體操

建議進行以上不太會對身體造成負擔的輕度運動

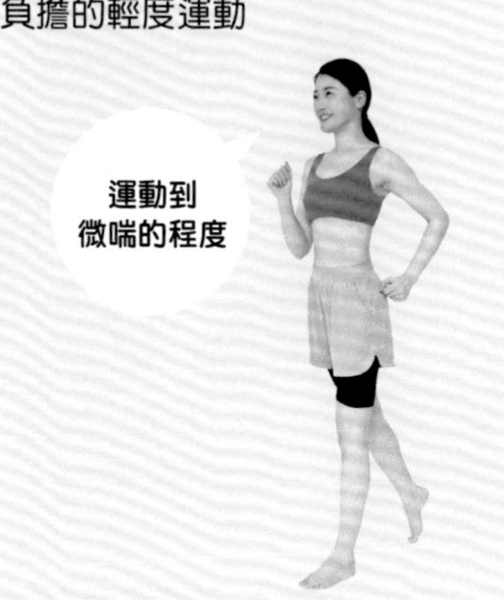
運動到
微喘的程度

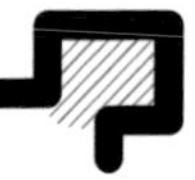

運動、按摩

2 用雙手改善便祕！美腸按摩&穴道按摩

想要從根本改善腸道不適的問題，除了改變生活習慣之外，按摩也相當有效果。

腸道受到外部刺激時，也會對腸道神經系統的網絡造成影響。可以藉此調整因為腸腦緊密連結而造成的自律神經失調，也能提升具有放鬆效果的副交感神經作用。如此一來，血管就會開始擴張，使血液循環更順暢，在調整腸內細菌的平衡後，便可改善腸道不適的狀況。如果再搭配有助於調理腸道的穴道按摩，效果會更好。

藉由外部刺激讓腸道動起來

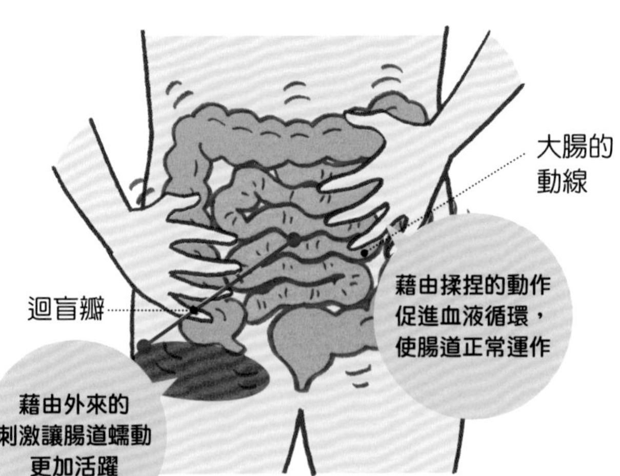
大腸的
動線
藉由揉捏的動作
促進血液循環，
使腸道正常運作
迴盲瓣
藉由外來的
刺激讓腸道蠕動
更加活躍

鎖定重點部位！有效按摩腸道

腹部

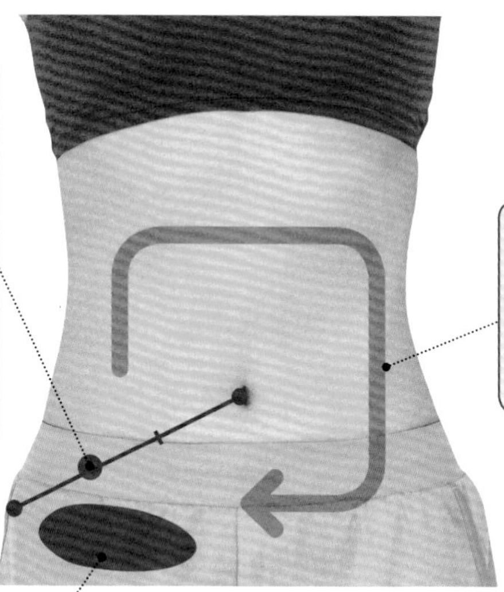

迴盲瓣

位於小腸與大腸之間，防止逆流的瓣膜。將右側髂骨突起處（髂前上棘）至肚臍的連線3等分後，位於外側的那個點即是。大腸有任何不適都可以按摩這個地方。

大腸的動線

容易扭轉，糞便容易囤積的地方。可以藉由按摩讓腸道動起來。

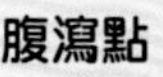

髂腰肌

在大腸旁邊，靠近大腿處。揉捏此處可以刺激腸道，活化腸道機能。

手部

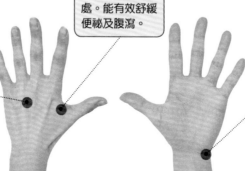

合谷穴

手指併攏時，位於大拇指與食指之間的肌肉隆起處。能有效舒緩便祕及腹瀉。

腹瀉點

中指及無名指的骨頭根部，較靠近手指側的地方。可緩解腹瀉症狀。

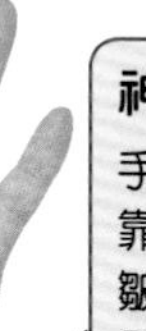

神門穴

手腕彎曲時，靠近小指側的皺褶上，位於骨頭與肌肉之間。可舒緩腹痛症狀。

活化小腸機能！

「J」字按摩法

POINT

按壓迴盲瓣，防止大腸的細菌往小腸逆流

找出迴盲瓣的位置

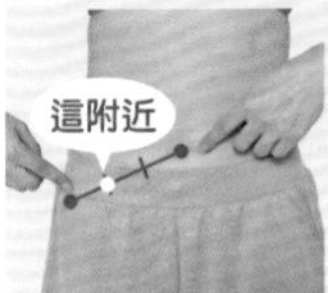

將肚臍至右邊骨盆突出處的連線3等分，迴盲瓣就在靠外側的那個點

建議次數

1組3次

1天3組

1 將右手放在迴盲瓣的位置上

POINT

像在輕輕地撫摸一樣

2 左手朝迴盲瓣的方向，像在寫「J」字一樣地進行按摩

活化大腸機能！

「の」字按摩法

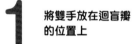

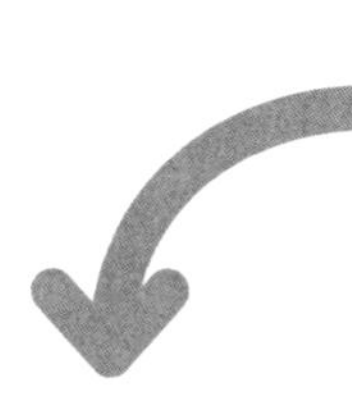

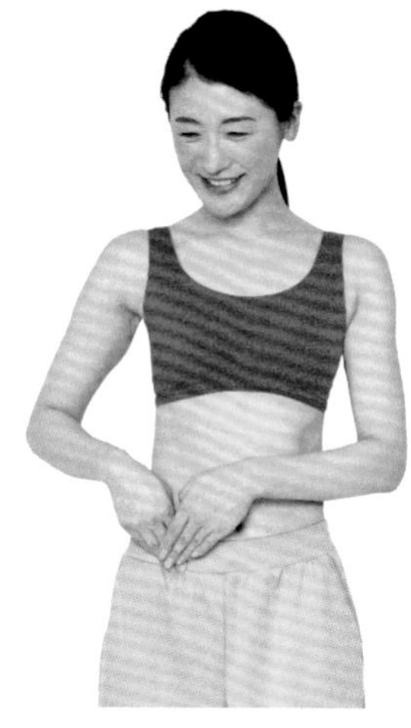

POINT

不要太用力按壓，輕輕地按摩

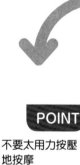

1 將雙手放在迴盲瓣的位置上

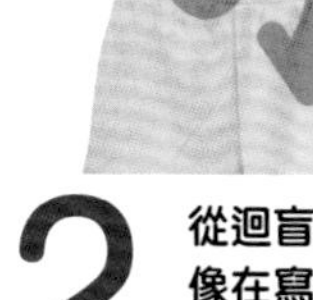

2 從迴盲瓣開始沿著大腸的動線，像在寫「の」字一樣地往左上移動

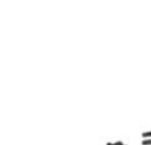

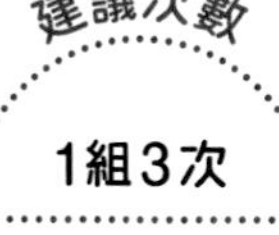

建議次數

1組3次

1天3組

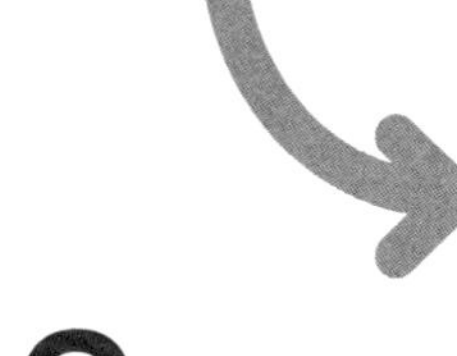

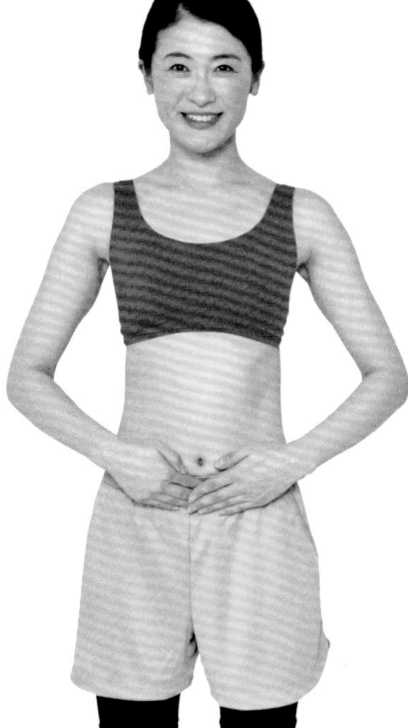

3 接著繼續往肚臍下方按摩

3 透過「骨盆底肌群訓練」提升排便力！

嚴重便祕的其中一個原因，是老化引起的「骨盆底肌群」衰退。「骨盆底肌群」是將糞便擠壓排出時會使用到的主要肌群，坐在椅子上，雙手手心朝上放在屁股底下，手指摸到硬硬的骨頭突起就是坐骨結節。而「骨盆底肌群」的位置就位於坐骨結節之間。

將意識放在肛門周圍的肌肉，慢慢地反覆進行「收緊↓放鬆」的動作，就能訓練到骨盆底肌群。可以從以下介紹的訓練方式中選擇喜歡的動作，利用空閒時間，每天進行訓練。

對這裡有效！
骨盆底肌圖示

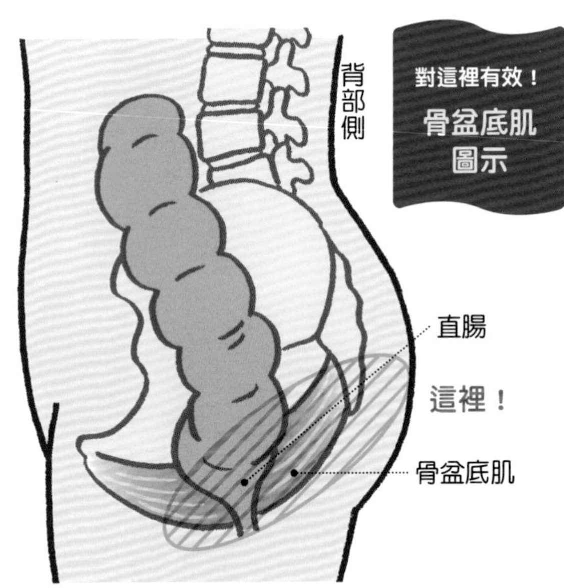

提升排便力！

骨盆底肌群訓練

1 在任何地方都能鍛鍊骨盆底肌群的 坐姿

1 坐在椅子上，雙腳打開與肩同寬，腳掌貼地

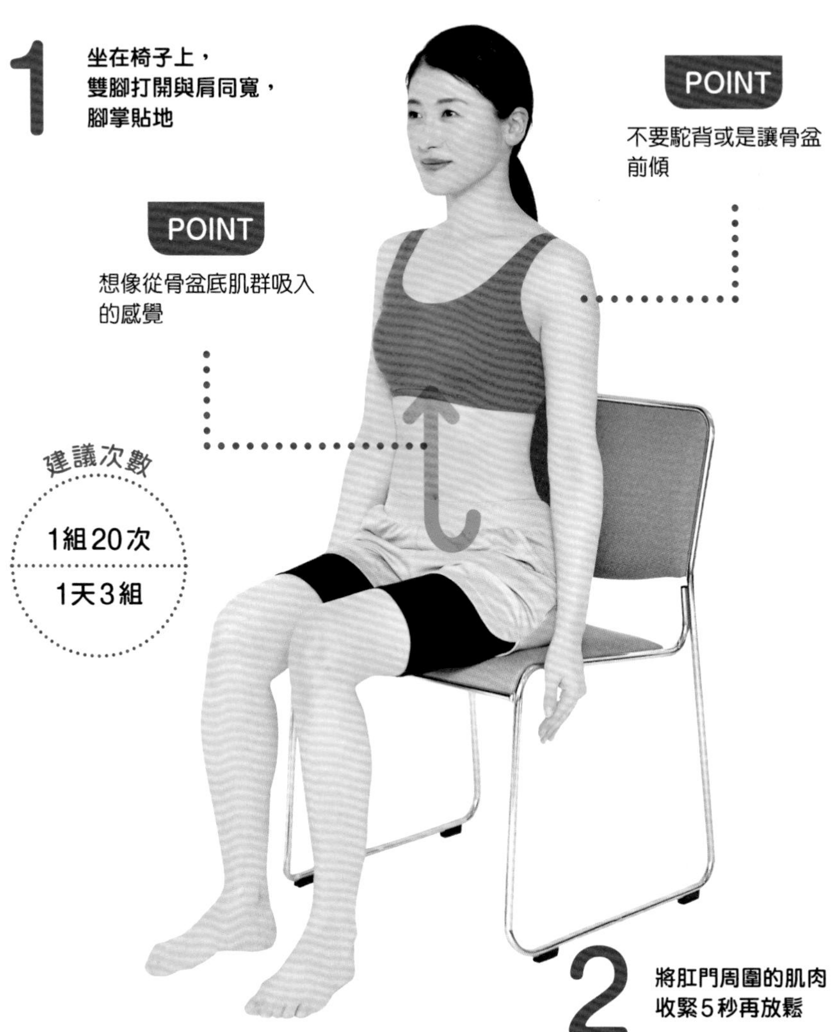

POINT
不要駝背或是讓骨盆前傾

POINT
想像從骨盆底肌群吸入的感覺

建議次數
1組20次
1天3組

2 將肛門周圍的肌肉收緊5秒再放鬆

2 睡前鍛鍊骨盆底肌群的 仰臥姿勢

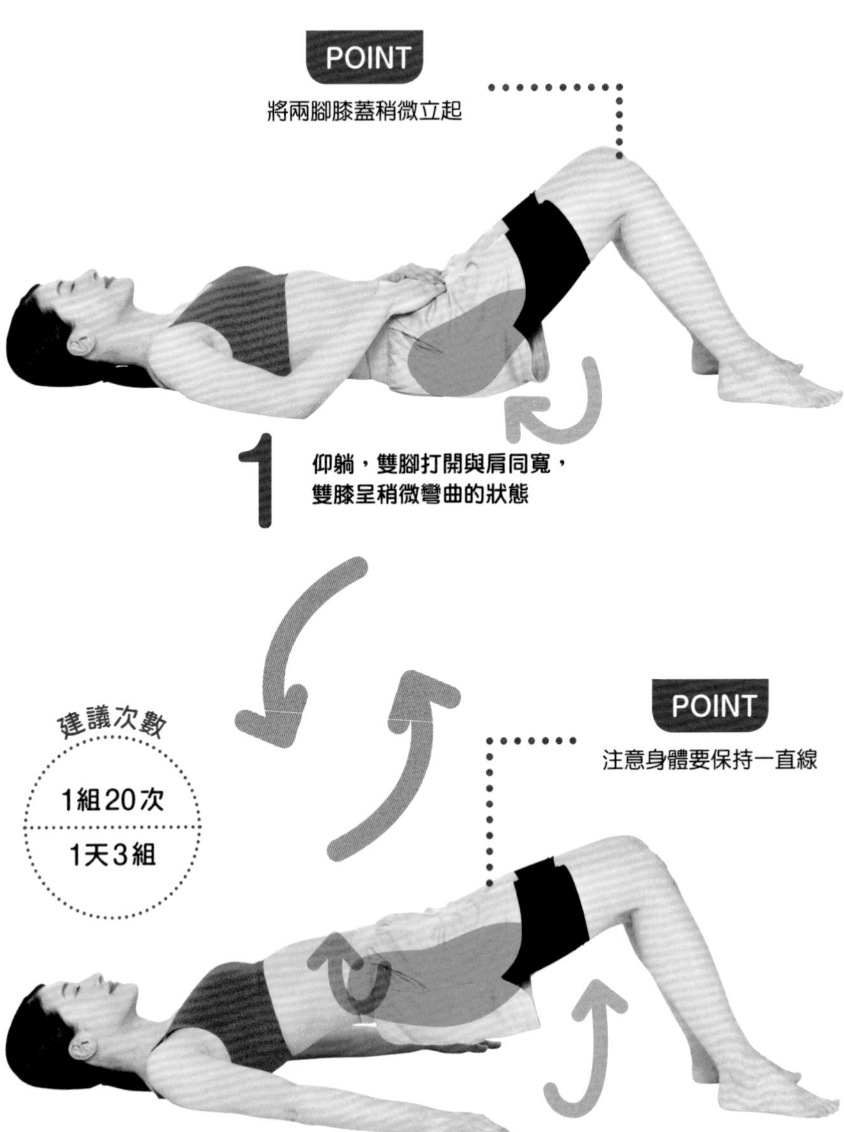
POINT
將兩腳膝蓋稍微立起
POINT
注意身體要保持一直線
建議次數
1組20次
1天3組

1 仰躺，雙腳打開與肩同寬，雙膝呈稍微彎曲的狀態

2 將手臂放在地板上支撐體重，一邊收緊肛門，一邊抬起臀部

基礎知識
腸道不適
飲食生活
生活習慣
運動、按摩

3　一邊看雜誌書籍一邊鍛鍊骨盆底肌群的 四足跪姿

1 呈四足跪姿

2 手肘撐地，
將肛門收緊5秒
再放鬆

建議次數

1組20次
1天3組

POINT
大腿要與地面90度垂直

POINT
雙肘要撐在臉的正下方

4　一邊做家事一邊鍛鍊骨盆底肌群的 站姿

1 身體站直，
雙腳打開與肩同寬

2 用手稍微支撐體重，
將肛門周圍的肌肉
收緊5秒再放鬆

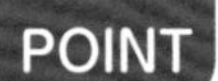

POINT
手撐在和腰部同高的
桌面

建議次數

1組20次
1天3組

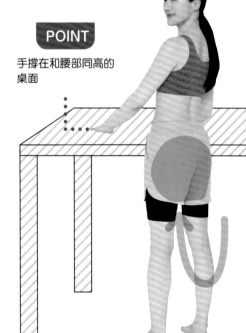

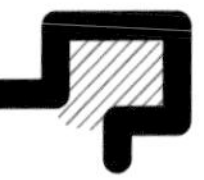

4 藉由扭轉腰部&在地面滾動消除脹氣！

一般人想像中的腸道大多是平面的，不過其實腸道是凹凹凸的。因此，要讓腸道動的話，不能只有單一方向，而是要一會兒傾斜一會兒轉動，從各種方向運動。

當人感到腹部不適時，有很大的可能是發生腸道扭轉，必須使其回復到正常的位置。特別容易產生扭轉的是在體內沒有被固定的「橫結腸與降結腸的連接處」、「降結腸」、「乙狀結腸」等3個地方。平時要注意多多扭轉腰部，增加腸道的運動。

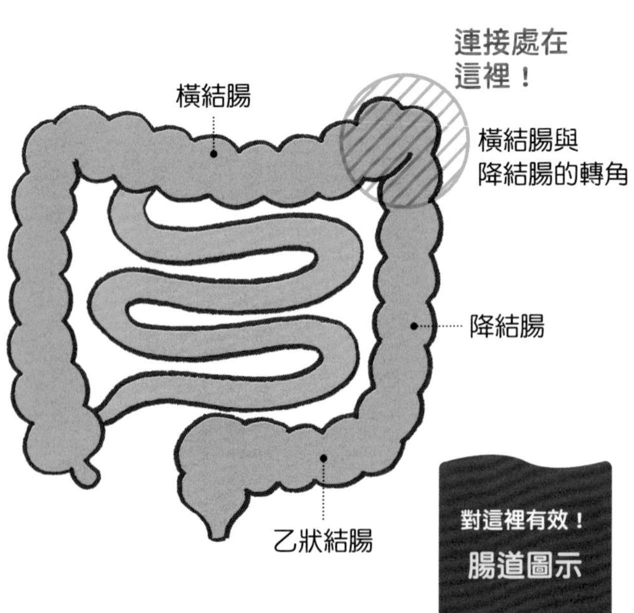

改善脹氣及宿便

扭轉腰部

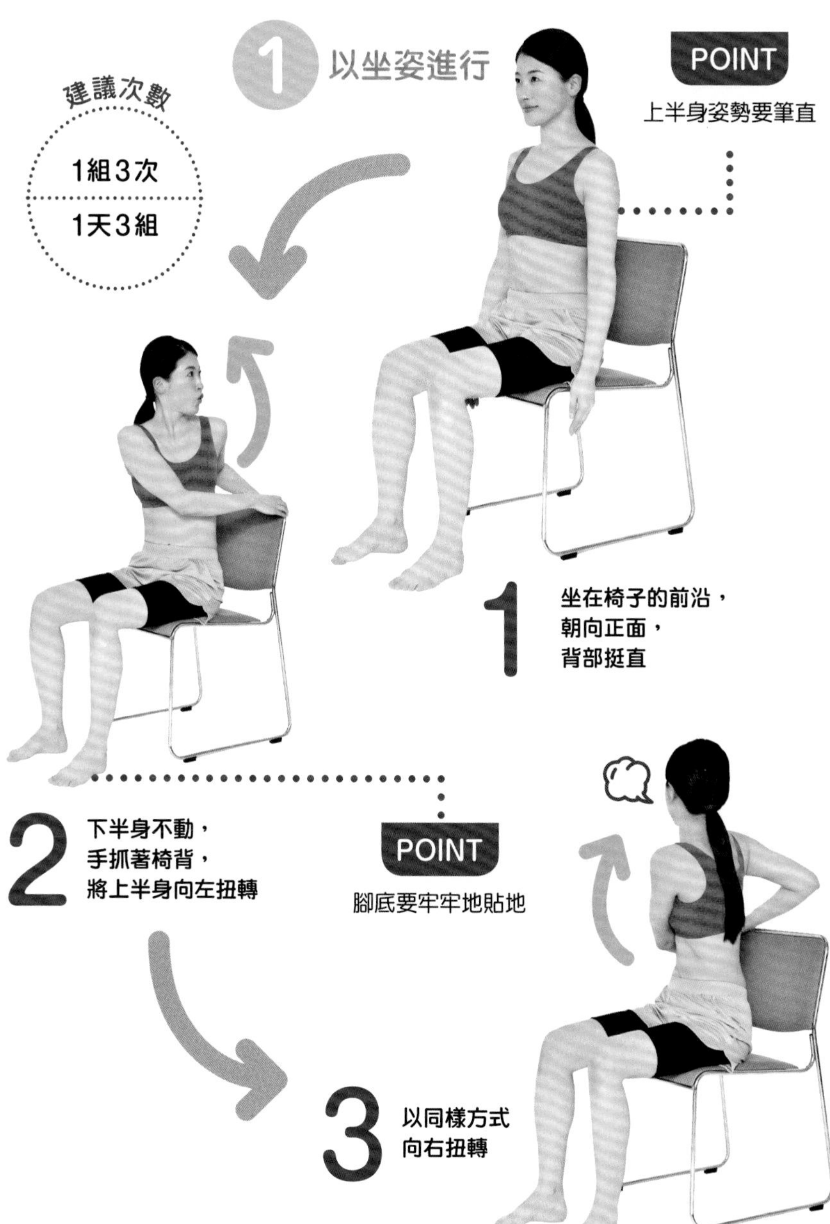
1 以坐姿進行
建議次數
1組3次
1天3組
POINT
上半身姿勢要筆直
1 坐在椅子的前沿，
朝向正面，
背部挺直
2 下半身不動，
手抓著椅背，
將上半身向左扭轉
POINT
腳底要牢牢地貼地
3 以同樣方式
向右扭轉

改善脹氣及宿便

扭轉腰部

POINT

視線朝向正前方，背部挺直

2 以站姿進行

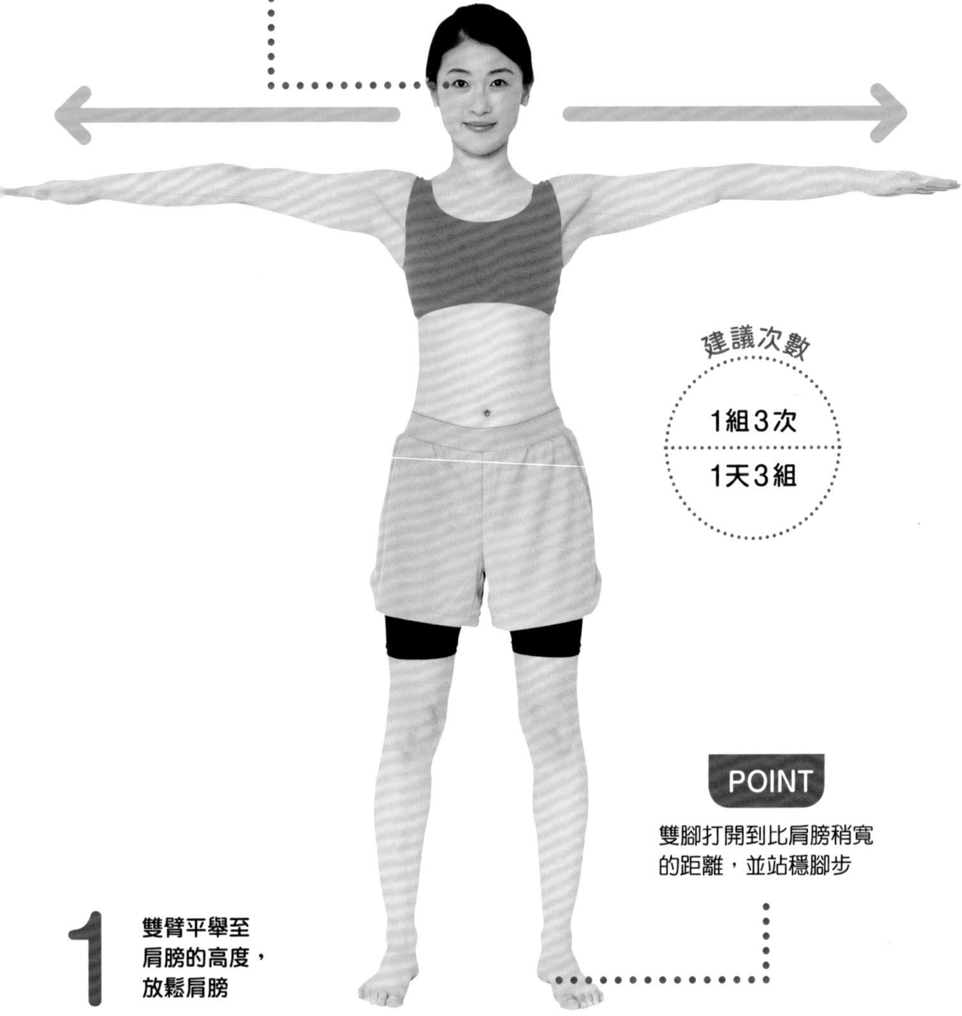

建議次數

1組3次

1天3組

POINT

雙腳打開到比肩膀稍寬的距離，並站穩腳步

1 雙臂平舉至肩膀的高度，放鬆肩膀

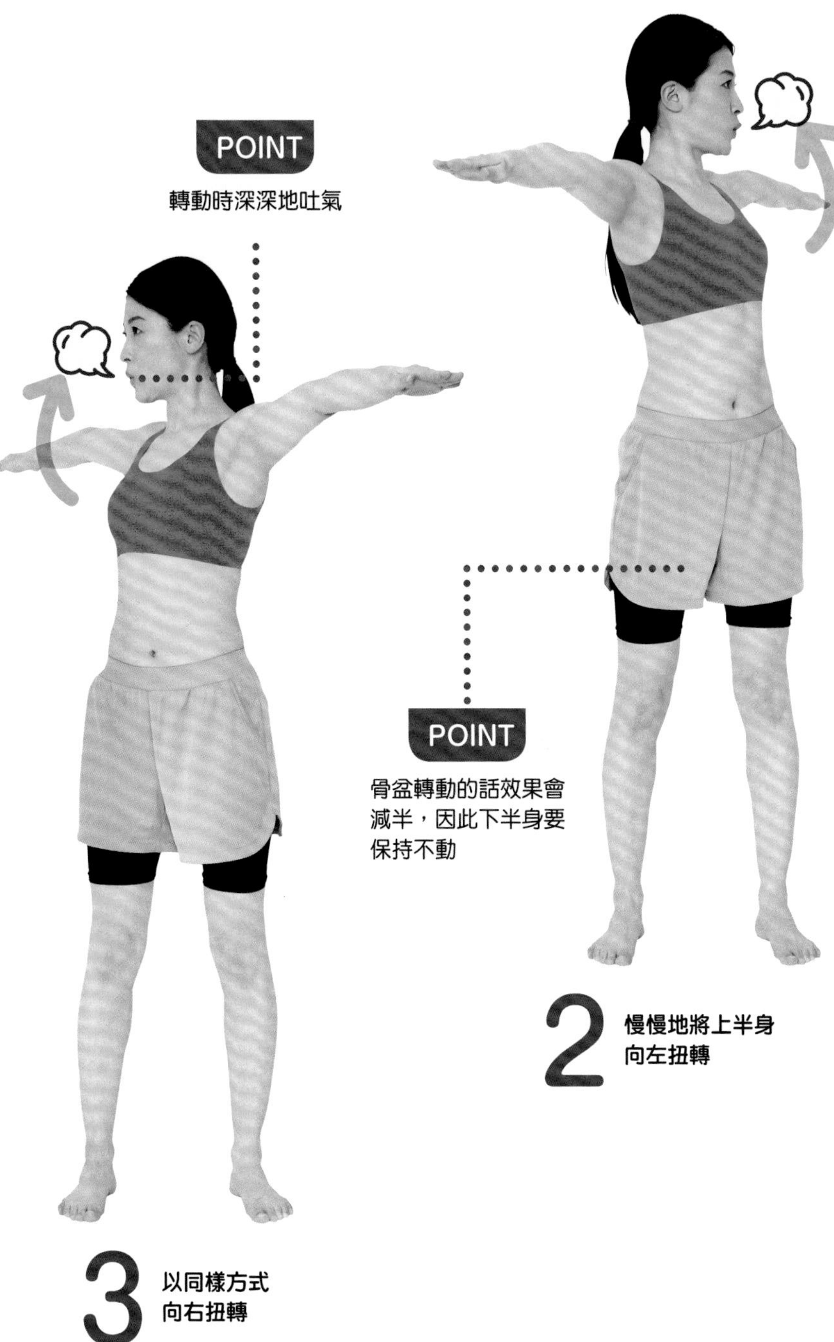
POINT
轉動時深深地吐氣
POINT
骨盆轉動的話效果會
減半，因此下半身要
保持不動
2 慢慢地將上半身
向左扭轉
3 以同樣方式
向右扭轉

消除腹脹的痛苦！

脹氣調理按摩

建議次數

1組3次

1天3組

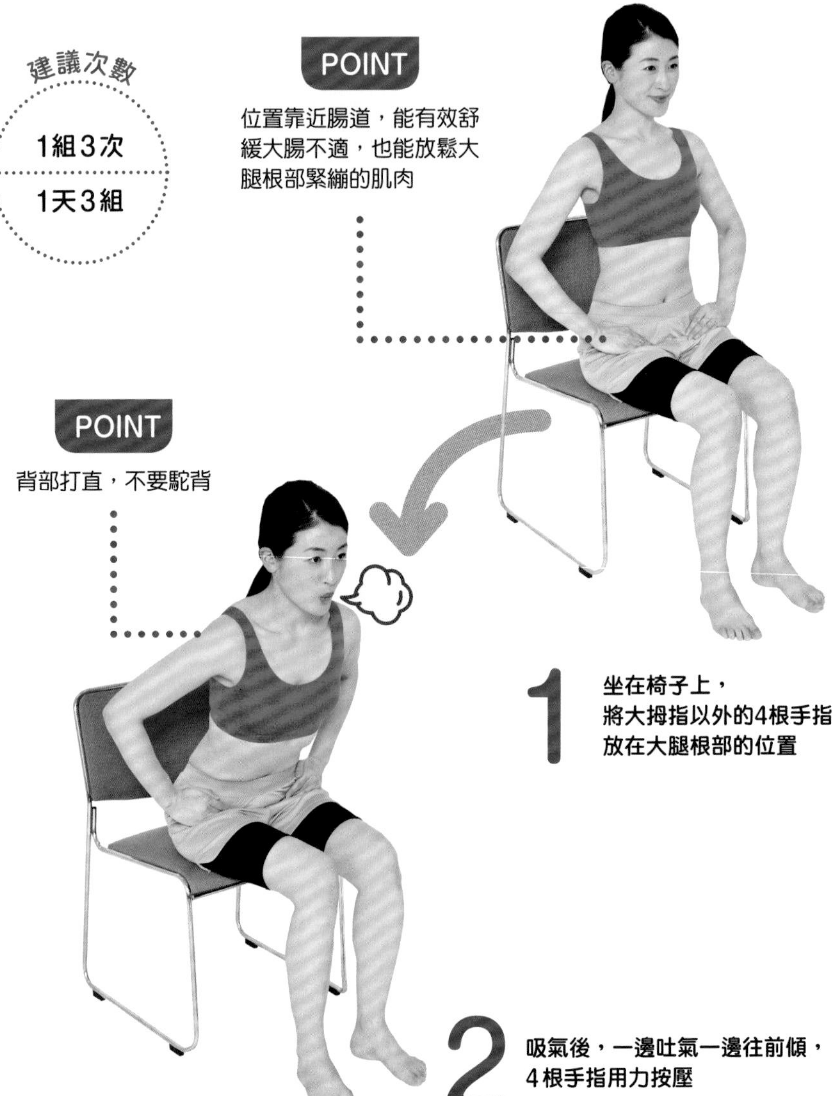
POINT
位置靠近腸道，能有效舒緩大腸不適，也能放鬆大腿根部緊繃的肌肉
POINT
背部打直，不要駝背

1 坐在椅子上，將大拇指以外的4根手指放在大腿根部的位置

2 吸氣後，一邊吐氣一邊往前傾，4根手指用力按壓

容易產生便意的
地面滾動動作

建議次數
1組3次
1天3組

POINT
可以在棉被或毯子上放鬆地進行

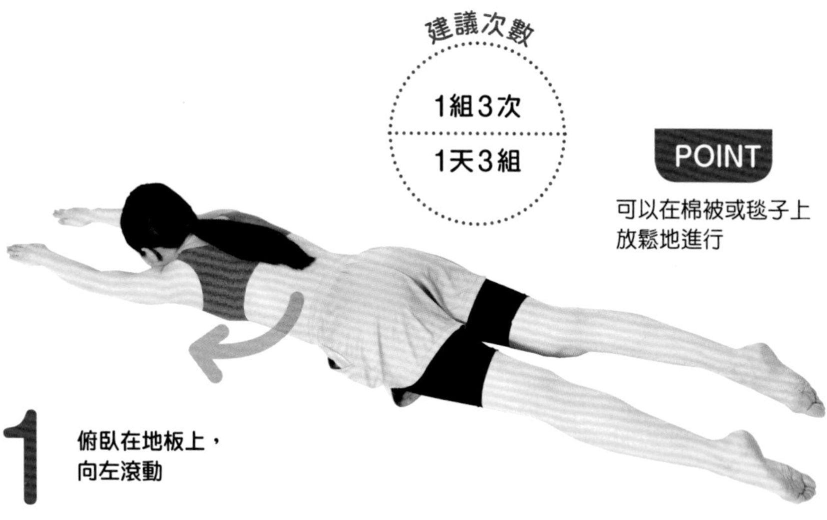

1 俯臥在地板上，向左滾動

POINT
雙手上舉，想像伸展腹部的感覺

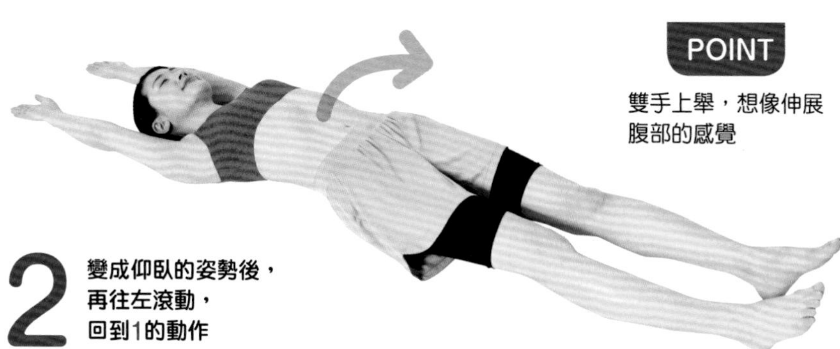

2 變成仰臥的姿勢後，再往左滾動，回到1的動作

3 右邊也以同樣的方式進行

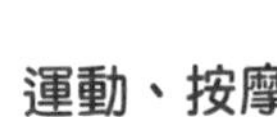

5 藉由快慢產生刺激！活化腸道的深蹲＆拳擊

深蹲在減肥運動中也很受歡迎。實際上，深蹲的上下運動也可以帶給腸道正面的影響。

因為進行深蹲時會鍛鍊到大腸附近的髂腰肌，可以提升擠壓出糞便的排便力。而且，運動時腸道可以感受到身體傳來的震動，讓腸道運作更加活躍。

除此之外，肌肉會分泌一種名為肌肉激素（Myokine）的荷爾蒙，具有預防大腸癌的功效。不妨一起透過深蹲來鍛鍊肌肉，讓腸道變健康吧！

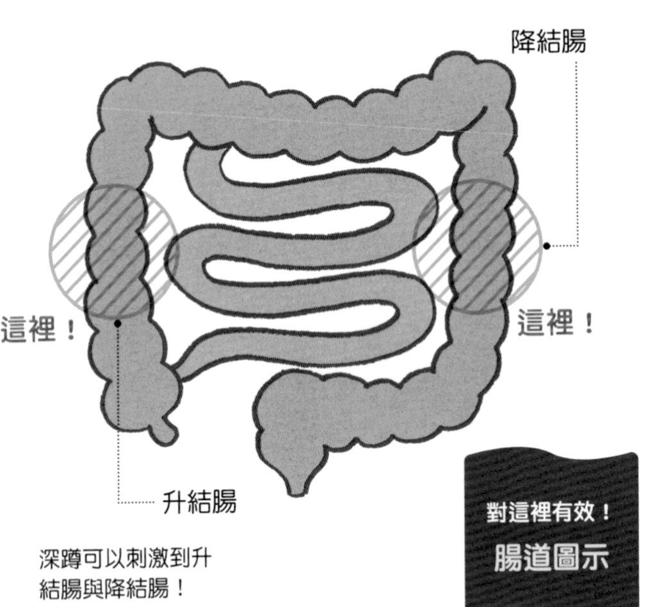

深蹲可以刺激到升結腸與降結腸！

對這裡有效！
腸道圖示

藉由活動髂腰肌來刺激大腸

正確活化腸道的深蹲

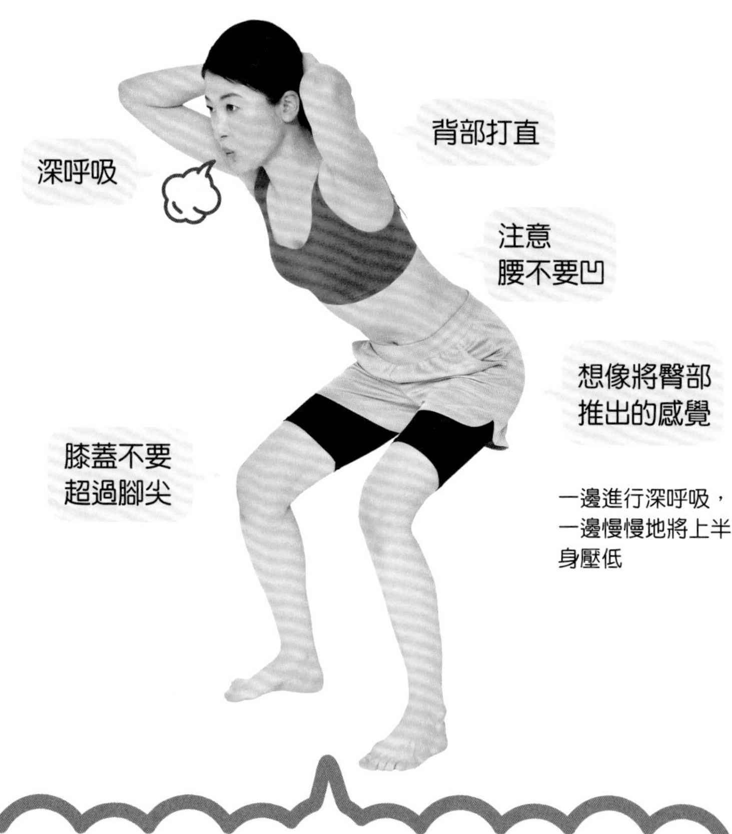
深呼吸
背部打直
注意
腰不要凹
想像將臀部
推出的感覺
膝蓋不要
超過腳尖

一邊進行深呼吸，一邊慢慢地將上半身壓低

活化腸道的深蹲規則

1. **避免在餐後與入浴後進行**
2. **站起與蹲下基本上各4秒**
3. **感到疼痛的話須立即停止**

藉由鍛鍊髂腰肌提升排便力

活化腸道的深蹲

1 溫和的深蹲

建議次數

1組3次

1天3組

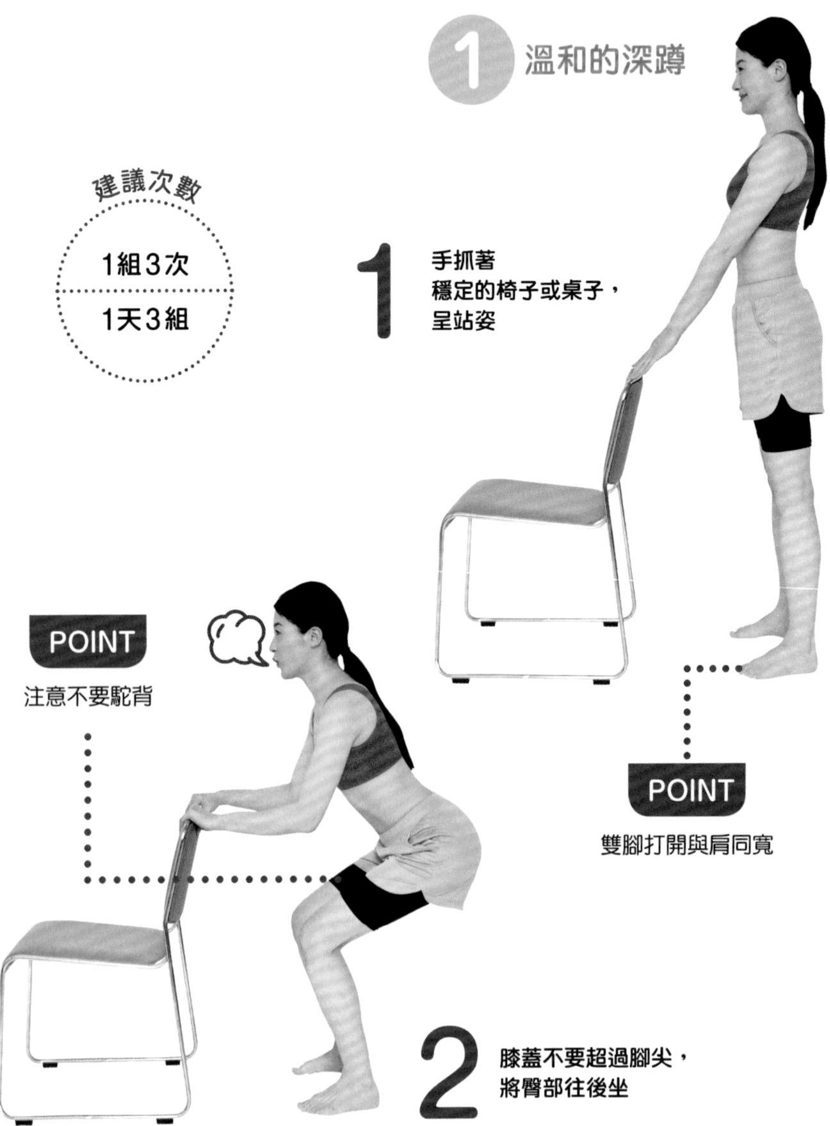

1 手抓著穩定的椅子或桌子，呈站姿

POINT
雙腳打開與肩同寬

POINT
注意不要駝背

2 膝蓋不要超過腳尖，將臀部往後坐

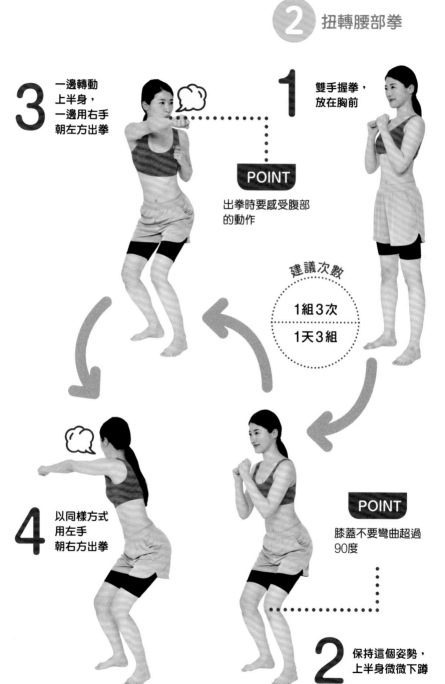

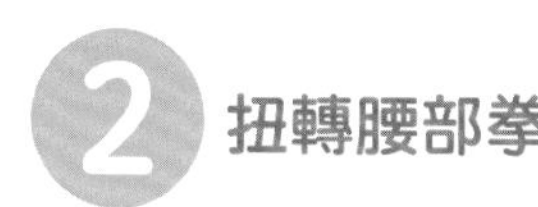

2 扭轉腰部拳

1 雙手握拳，放在胸前

2 保持這個姿勢，上半身微微下蹲

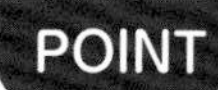

POINT

膝蓋不要彎曲超過90度

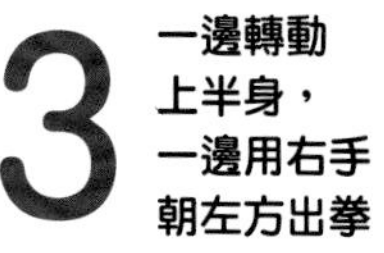

3 一邊轉動上半身，一邊用右手朝左方出拳

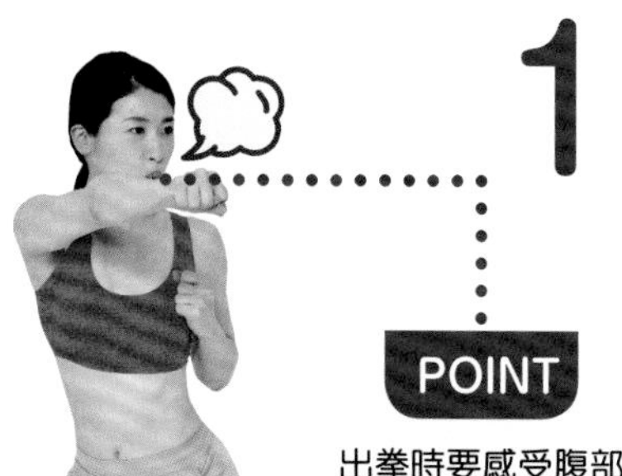

POINT

出拳時要感受腹部的動作

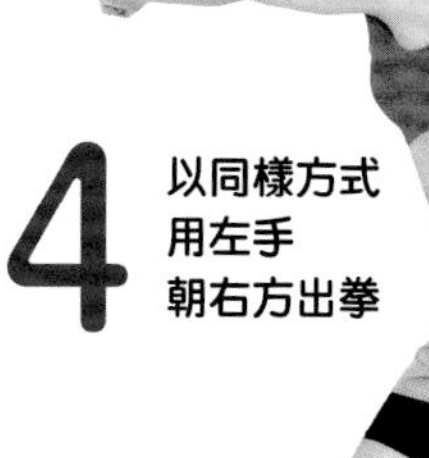

4 以同樣方式用左手朝右方出拳

建議次數

1組3次

1天3組

結語

「切勿輕忽腸胃不適」

因為腸胃不適，我的青春年華全搞砸了。
因為腸胃不適，我的課業、考試、戀愛都不順利。
因為腸胃不適，我沒辦法好好進行求職活動。
因為腸胃不適，我一直讓父母為我擔心，沒辦法好好盡孝。

一路走來伴隨著這些困擾的你，真的過得很辛苦呢。

健康的人可能沒有注意過，這些因為腸道問題而煩惱的人，甚至有過「乾脆死了算了」的念頭。

而更重要的是，大部分的醫生也沒察覺到患者有這樣的想法。

「脹氣的時候連坐著都覺得很痛苦，沒辦法集中精神工作。和朋友聚餐，跟戀人約會時總是會擔心：突然想上廁所怎麼辦？不小心放屁的話怎麼辦？」

「拉肚子的問題已經持續幾十年了。被診斷為過敏性腸症候群時也接受了治療，卻完全不見好轉，也因此每次要出門都覺得很掙扎。」

我每天都會為來自日本全國的患者看診，傾聽他們不為人知的煩惱、遺憾與不安。

我在消化內科從醫20年以上，替受到腸道不適所苦的患者看診，一天的看診人數最可多達２００人。每天為許多患者進行內視鏡檢查，觀察他們的腸道內部並替他們解決問題，是我活著的一大動力。

患者因為各種腸道不適來到醫院檢查，但是，若非癌症與息肉這種有生命危險，或是顯而易見的異常症狀，常常會因為「這種病不會致死」、「應該是想太多」等理由而被輕忽。甚至有患者被說過「既然這麼常拉肚子就包尿布吧！」而大受打擊。

我說這些想強調的是，即使腹痛、脹氣、便祕、腹瀉等症狀沒有生命危險，對患者本人來說也是非常急切且難受的問題。醫生通常都會著眼於癌症等可見的疾病（器質性疾病），希望能早期發現。著重於這個方向確實獲得了亮眼的成果，但也因此輕忽了肉眼所無法發現的疾病（功能性疾病）。這次提筆寫書，就是希望能消除醫生與患者在認知上的落差。

本書彙集了許多最新的醫學知識，並大幅聚焦在這些功能性疾病（過敏性腸症候群及ＳＩＢＯ等）上，還有低ＦＯＤＭＡＰ飲食及ＳＩＢＯ的改善對策等，涵蓋內容之廣，若說是目前「最新的腸道教科書」也不為過。希望各位能以這本書為契機，接著閱讀我的其他拙作，對腸道問題進行更深入的了解。

許多長期受到腸道疾病困擾的患者，經過我的診療後幾乎都沒有再出現症狀，已經有好多位患者在診間裡向我握手致謝。曾經也有過幾位較令人擔心的患者，最後也都傳來病況好轉的消息。

「如果初診時的不適症狀為10分，目前的感覺是幾分呢？」我這樣問患者。

「幾乎是0。」

「大概降到2了。」

「降到4了。」

「這20年來，用過許多方法都治不好的腹瀉問題，突然就痊癒了。」

「一直到現在我才知道，原來活著可以這麼輕鬆。我終於了解到，原來擁有健康腸道的人，生活是如此輕鬆愉快。」

「終於可以開始快樂的人生了。」

「終於可以隨心所欲地過生活了。」

因為頑強的症狀而感到煩惱的患者們，最後都獲得了改善。身為一位醫生，沒有比這讓我更快樂的事了。

如果你也有類似的腸道困擾，相信照著本書的內容去實行，一定會好轉的。

擺脫隱忍許久的症狀後，就能更加享受人生，嘗試更多挑戰了。

從前的那些遺憾也都會煙消雲散。

千萬不要輕易放過這些困擾你的腸道問題，要認真地解決它！過去的痛苦雖然已經無法改變，但是未來是可以改變的。

各位讀者，我們後會有期。

下次再見的時候，一定會變得更好的。

試著想像一下，沒有腸道問題困擾的世界會是多麼地美好。

很開心這次能以這樣的形式與各位相會。

收到來自痊癒患者的感謝，對醫生來說也是一股支持的力量。

因此對於痊癒的各位，我也要致上由衷的感謝。

醫學博士　江田診所院長　江田証

作者介紹

江田証（Eda Akashi）

1971年生於日本栃木縣，為一名醫學博士，同時也是江田診所的院長。曾經榮獲日本消化道疾病學會「獎勵賞」的肯定，畢業於自治醫科大學研究所醫學研究科，為日本消化道疾病學會專科醫師及日本消化道內視鏡學會專科醫師，同時擔任美國消化道疾病學會（AGA）國際會員。在幽門螺旋桿菌引發的胃炎中首次發現與消化系癌症相關的CDX2基因，並於美國消化道疾病學會發表相關研究，同時獲選為國際醫學期刊封面論文。每天以胃內視鏡及大腸內視鏡，替近200名來自日本國內外的病患看診，是一位充滿個人魅力的消化系專科醫師。經常在電視、廣播、雜誌等媒體上露臉，因為深入淺出的解說而受到大眾的喜愛。著有《パン・豆類・ヨーグルト・りんごを食べてはいけません》（さくら舍）、《なぜ、胃が健康な人は病気にならないのか？》（PHP文庫）、《小腸を強くすれば病気にならない》（インプレス）等多本著作，中文譯作則有《為什麼你的病好不了？》（麥田）。

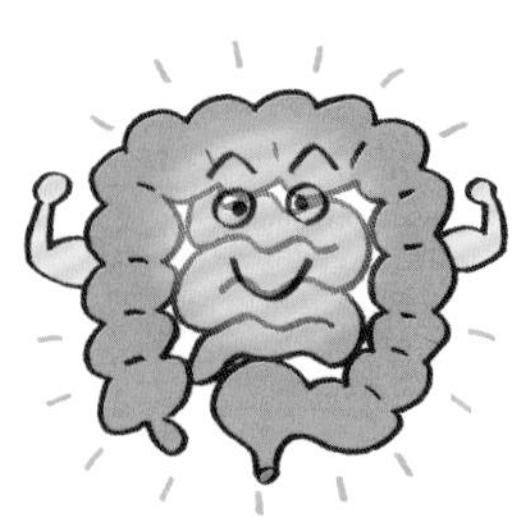

STAFF

編輯：千葉慶博、中山由貴（KWC）
插圖：中村知史
CG插圖：野林賢太郎
攝影：蔦野裕
食譜監修：井上由香里
食品造型：林めぐみ（Art Packet）
內文設計：清水真理子（TYPEFACE）
模特兒：大橋規子（SPACE CRAFT GROUP）
妝髮：鎌田真理子
插圖素材：PIXTA
校對：聚珍社

Illustrations by Satoshi NAKAMURA
CG illustrations by Kentaro NOBAYASHI
Photographs by Yu TSUTANO
First published in Japan in 2019
by Ikeda Publishing, Co., Ltd.
Traditional Chinese translation rights
arranged with PHP Institute, Inc.

國家圖書館出版品預行編目資料

腸道先顧好，免疫力自然好！日本醫學博士養腸20招，讓你身心都健康 / 江田証著 ;徐瑜芳譯. -- 初版. -- 臺北市 : 臺灣東販, 2020.05
160面 ; 14.8×21公分
譯自 : 新しい腸の教科書
ISBN 978-986-511-333-9 (平裝)

1.腸道病毒 2.健康法

415.55　　109004114

腸道先顧好，免疫力自然好！

日本醫學博士養腸20招，讓你身心都健康

2020年 5 月1日初版第一刷發行
2021年11月1日初版第二刷發行

作　　者　江田証
譯　　者　徐瑜芳
副 主 編　陳正芳
美術編輯　竇元玉
發 行 人　南部裕
發 行 所　台灣東販股份有限公司
<地址>台北市南京東路4段130號2F-1
<電話>(02)2577-8878
<傳真>(02)2577-8896
<網址>http://www.tohan.com.tw
郵撥帳號　1405049-4
法律顧問　蕭雄淋律師
總 經 銷　聯合發行股份有限公司
<電話>(02)2917-8022